DES RAPPORTS

DE

L'ACCOMMODATION

AVEC LA CONVERGENCE

ET DE

L'ORIGINE DU STRABISME

DES RAPPORTS

DE

L'ACCOMMODATION

AVEC LA CONVERGENCE

ET DE

L'ORIGINE DU STRABISME

PAR

C. REYMOND
Professeur à l'Université de Turin.

J. STILLING
Professeur à l'Université de Strasbourg.

Avec une Planche.

STRASBOURG

K. J. TRÜBNER, LIBRAIRE-ÉDITEUR

PARIS

J. B. BAILLIÈRE ET FILS

1888

A Monsieur le Professeur

F. C. DONDERS

A Monsieur le Professeur

F. C. DONDERS

Hommage respectueux

des Auteurs.

Tous les travaux, qui depuis vingt ans ont été faits sur l'Amétropie et le Strabisme, reposant sur Vos investigations originales, nous ne saurions mieux faire que de Vous dédier le présent volume, comme témoignage de notre admiration pour Vos immortels travaux.

C. REYMOND.

J. STILLING.

PRÉFACE COMMUNE.

Les deux travaux ici réunis[1] ont été faits à peu près en même temps, mais tout à fait indépendamment l'un de l'autre, si toutefois on ne tient pas compte du fait que les auteurs ont échangé leurs idées à propos du sujet. Partant de points de vues différents, les deux travaux ont concouru au même but. Le lecteur attentif s'apercevra facilement que les deux travaux se complètent. Toutes les propositions ont été étudiées pour éclairer la connexion de l'accommodation et de la convergence, au point de vue physiologique et dans ses rapports avec les différentes formes de strabisme. Tous les points sont traités dans l'un et l'autre travail, mais de telle sorte que les points indiqués seulement dans l'un des travaux sont étudiés plus à fond dans l'autre, et vice versa.

Reymond, préférant conserver l'expression de de Græfe, appelle position d'équilibre ce que Stilling veut appeler position de repos. Les lois de la position de repos et ses applications à la genèse du strabisme ont été le but principal du travail de Stilling, tandis que Reymond s'est

[1] Reymond, *Sui rapporti dell'accomodamento colla convergenza.* Atti della R. Accademia di medicina di Torino. Vol. V 1884. — Stilling, *Ueber die Entstehung des Schielens.* Archiv für Augenheilkunde von Knapp und Schweigger. Bd XV, 1885.

surtout appliqué à l'étude de l'accommodation relative et de la convergence.

Par respect pour les études si importantes qui ont été faites sur ce sujet, les deux auteurs ont conservé, comme on verra, les expressions et les définitions classiques. On verra toutefois qu'ils sont tombés d'accord l'un et l'autre sur la signification, un peu différente, que l'on doit leur donner.

Dans un travail, récemment publié par le docteur MADDOX[1], les résultats de nos deux travaux se trouvent pleinement confirmés. Si le docteur MADDOX n'avait pas publié son travail deux ans après les nôtres, on pourrait croire que lui dans son laboratoire physiologique et nous dans la clinique, nous nous étions entendus pour élucider les mêmes questions, en employant les mêmes termes similaires, en partant des mêmes principes et en suivant les mêmes voies.

Turin, avril 1887.

[1] *Investigations in the relation between convergence and accommodation of the eyes.* Journal of anatomy and physiology normal and pathological. Vol. XX, 1886.

Bien que le travail de MADDOX n'ait été publié qu'en 1886, ses études avaient déjà fait l'objet d'une communication en 1884, comme il résulte de la note suivante de l'auteur: „The original of this memoir was the successfull essay submitted in competition for the Syme Surgical Fellowship in April 1884. Before publication it has been revised and enlarged.“

DES

RAPPORTS DE L'ACCOMMODATION

AVEC LA CONVERGENCE

PAR

LE PROFESSEUR C. REYMOND

de Turin.

I.

NOTES PRÉLIMINAIRES.

§ 1er. Accommodation relative.

a) Sans changer leur convergence réciproque les yeux peuvent, dans de certaines limites, varier leur réfraction. Donders a donné le nom d'accommodation relative (A 1) aux variations d'accommodation, compatibles avec une convergence déterminée des lignes visuelles.[1] Le degré minimum de réfraction oculaire, compatible avec une convergence donnée, détermine la limite éloignée (R 1) du champ de A 1, et le degré maximum d'accommodation avec la même convergence, en

[1] Donders, *Sur les anomalies de l'Accommodation et de la Réfraction des yeux*. Chap. III.

indique le point le plus proche (P 1). La valeur dioptrique du champ de A 1, est donc $= \frac{1}{A1} = \frac{1}{P1} - \frac{1}{R1}$. Si dans une convergence donnée, les yeux peuvent s'accommoder pour une distance encore moindre que celle à laquelle se trouve le point de convergence des lignes visuelles, cette partie de A 1 est appelée par Donders *partie positive* de A 1 ; la partie de A 1 dont les yeux disposent pour des distances au delà du point de convergence, est appelée *négative*.

L'extension du champ de A 1, et la position de ses limites par rapport au point de convergence, changent pour chaque degré de convergence; en outre l'extension et la position de A 1, par rapport aux diverses convergences, ne sont pas les mêmes dans les yeux emmétropes, dans les myopes et dans les hypermétropes. Le diagramme classique de Donders, reproduit à la fig. 1, nous rappelle les résultats de ses déterminations.

b) Le lecteur se souviendra que dans ce système de coordonnées à angles droits, les abscisses indiquent les convergences en degrés, et les horizontales marquent les distances. La ligne qui sépare les deux lignes visuelles parallèles est supposée = 28 $^1/_2$ lignes parisiennes. Chacune des distances qui sépare l'une de l'autre les lignes horizontales, correspond à une A = $^1/_{24}$ (un peu moins de 1,50 dioptrie métrique). La diagonale RR 1 appelée par Donders : *Ligne de convergence*, représente la ligne médiane, c'est-à-dire la ligne dans laquelle se trouvent les points divers sur lesquels les yeux convergent et s'accommodent. Les horizontales et les abscisses s'entrecoupent en différents points avec la diagonale; à chaque point d'intersection, la distance (et l'A.) est donnée par la valeur de l'horizontale, et la convergence par l'abscisse. Le diagramme se rapporte à des recherches faites en trois individus dont l'un était myope (lignes pointillées M), l'autre emmétrope (lignes pleines E) et le troisième hypermétrope (lignes hachées H). R. indique la plus grande distance de la vision distincte, P. la plus brève distance absolue de la vision distincte avec le maximum de convergence. P 2 indique la plus brève distance binoculaire de la vision distincte, et R 2 est la plus grande distance à laquelle se peut effectuer la vision binoculaire distincte.

Étant choisi un objet de fixation convenable pour un rappel exact de l'accommodation et les yeux étant dirigés dans une convergence donnée (Donders employa un appareil optométrique spécial), on cherche quelle est la lentille concave, et quelle est la convexe les plus fortes avec lesquelles l'objet peut encore être vu distinctement. Pour des recherches minutieuses, on obtient plus facilement des résultats exacts en faisant d'abord un choix convenable de lentilles positives et négatives, et en déterminant ensuite, pour chacune d'elles, la limite la plus éloignée ou la plus rapprochée, à laquelle l'objet peut être vu distinctement. Les lentilles étant placées au-devant du point nodal, le degré d'une lentille employée ne représenterait pas le degré exact de l'A. provoquée par elle. Étant fait le calcul du degré réel de l'A. provoquée par la lentille employée, le résultat de la recherche est noté, dans le diagramme, sur l'horizontale correspondant à la distance et sur le point des abscisses qui se rapporte à la convergence.

Je croirais superflues des explications plus particulières; je pense toutefois qu'il est opportun d'avertir que la plus grande partie des observations sur l'A 1, que je rapporte dans le chapitre II, ont été faites sans le secours d'un optomètre spécial, et que leurs résultats n'ont qu'une valeur approximative.

c) Le docteur Bisinger[1], qui a répété ces recherches dans la clinique du prof. Nagel et en a obtenu des résultats identiques, a remarqué que l'étendue de l'A. relative peut s'accroître par l'exercice et spécialement dans sa partie négative. Le diagramme de l'observation qui lui est propre, et plus encore celui qui se rapporte à l'observation du docteur Schleich, présentent des exemples de notable extension de la partie négative de A1; j'aurai l'occasion de parler de cette particularité dans le chap. II., § 1 *b* et § 5.

§ 2. Convergence relative

(Fusion absolue et fusion relative).

a) Donders a aussi démontré que l'on peut (par l'interposition de prismes à base interne ou externe), varier dans de certaines limites la convergence, sans que les yeux cessent de s'accommoder exactement pour cette distance invariable à laquelle est maintenu l'objet fixé[2]. Le diagramme de Donders indique de quelle manière et dans quelles limites, des augmentations (ou des diminutions) de convergence provoquées artificiellement peuvent s'effectuer sans que les yeux cessent d'être accommodés exactement pour la distance fixe à

[1] Bisinger, *Nagel's Mittheilungen aus der Opht. Klinik in Tübingen*, 1880.

[2] Donders, *L. c.*, chap. III.

laquelle se trouve l'objet. — Chaque convergence possédant une accommodation relative qui lui est propre, les yeux obligés à converger par l'interposition des prismes, prennent le champ de A1 qui est propre à la convergence dans laquelle ils ont été contraints de se porter. — Si la distance (invariable) à laquelle se trouve l'objet fixé est comprise entre les limites de l'A1 qui est propre à la convergence dans laquelle les yeux se sont portés, l'objet est encore vu distinctement; si cette distance de l'objet fixé n'est pas comprise dans ces limites, les yeux ne peuvent plus s'y accommoder.

Choisissant un exemple, supposons que les yeux emmétropes du diagramme (fig. 1) soient accommodés pour un objet placé à la distance de 8″ (correspondant à une convergence de 11°,21″), et que, au devant des yeux, on interpose des prismes à base externe qui obligent les yeux à converger vers un point situé à 4¹/₅″ (ce qui correspond à une convergence de 22°,50); l'objet placé à 12″ sera encore vu distinctement, parce que R1 de l'A1 propre à la convergence de 22°,50 tombe précisément sur la distance de 12". On voit que cette convergence de 22°,50 qui est la plus grande à laquelle les yeux susdits pourront s'accommoder pour la distance de 12″, indique aussi la limite de l'accroissement de convergence compatible avec l'accommodation; de fait R1 se trouve en deçà de 12″ pour toutes les convergences plus grandes. — Opérant en sens inverse, c'est-à-dire avec des prismes divergents qui obligent à converger moins, la limite sera naturellement indiquée par ce degré moindre de convergence dans lequel l'accommodation relative, qui lui est propre, est tout au delà de 12″, c'est-à-dire dans lequel P1 est sur le point d'outrepasser cette distance.

b) Loring[1] a expérimenté pour les diverses distances, les changements apportés dans la position de A1 par l'effet de convergences (ou de divergences) obtenues artificiellement, quand on ne varie pas la distance de l'objet fixé. — Au moyen de prismes à angles internes, il obligeait les yeux à se porter en angles d'adduction mutuelle, progressivement plus grands. Mesurant alors avec des verres $\pm$ et pour chacune de ces positions artificielles, les parties respectives de l'A1 positive et de l'A1 négative, il trouvait:

Que l'accroissement de la convergence déplace le champ de A1; les rapports de la partie positive à la partie négative sont aussi changés; le point R1 de l'accommodation relative se porte graduellement sur l'objet, la partie négative disparaissant ensuite entièrement. — Si au contraire les yeux sont portés, relativement au même point de fixation, sous des angles progressivement plus petits (au moyen de l'interposition de prismes à base interne), le point P1 de l'A. relative, se porte sur l'objet. Toute A1 est devenue négative; les yeux ne peuvent plus distinguer avec des verres concaves. — Toutes ces conclusions des recherches expérimentales de Loring, correspondent exactement avec tout ce qu'on peut déduire du diagramme de Donders.

c) A. de Graefe avait désigné sous le nom de *champ d'adduction* (Adductionsbreite)[2] l'adduction et l'abduction que l'on peut provoquer artificiellement avec des prismes et dans les différentes distances, sans que les yeux cessent de voir unique l'objet fixé.

[1] *Transactions of the American Ophtalmological Society*, 5th meeting (1868), New-York, 1869, pages 50-58.

[2] *Klinische Monatsblätter für Augenheilkunde*, VII, p. 255.

Il appelait *champ de fusion* (Fusionsbreite) la faculté de voir l'objet fixé à une distance donnée, non seulement unique, mais encore distinctement, avec des prismes divers (diverg. ou converg.). — Bisinger[1] donne le nom de champ absolu de fusion à l'*Adductionsbreite* de Græfe; le C. absol. de fusion pour une distance donnée, est indiqué par la somme des angles du plus grand prisme adducteur et du plus grand prisme abducteur, compatibles avec la vision unique, sans tenir compte de l'accommodation. — La fusion relative (*Fusionsbreite* de de G.) bien plus limitée que l'absolue est donnée par la somme des deux plus grands prismes, abd. et add., compatibles, pour une distance déterminée avec une accommodation exacte. Le prisme abducteur détermine la partie négative, et le prisme adducteur la partie positive de la fusion relative.

De ses recherches Bisinger a déduit que, pour toutes les distances (s'entend dans les limites possibles de l'accommodation binoculaire A 2), le champ de A 1 est généralement plus grand que le champ de fusion relative. Différemment de ce qui s'observe pour A 1 (voyez plus haut § 1°, c), l'extension du C. relatif de fusion ne pourrait se modifier que très-peu par l'effet de l'exercice. L'extension de la fusion relative offre des différences individuelles, mais elle reste sensiblement la même pour toutes les distances. Si dans l'A 1 les rapports entre la partie positive et la partie négative subissent de notables différences, selon les convergences, dans la fusion relative, la partie positive et la partie négative sont presque égales pour toutes les distances.

Nagel, dans la clinique duquel Bisinger a fait ses

[1] Bisinger. — L. c.

recherches, appelle *angle métrique*, l'angle de la convergence qu'un œil effectue pour se porter, de la position directe de regard à l'infini, à une convergence vers un point situé à un mètre de l'œil et sur le plan médian interoculaire[1]. — Chaque angle métrique correspondrait à une accommodation = 1 D. — Bisinger a mesuré la fusion relative en angles métriques et ses comparaisons entre A 1 et F. r s'appliquent aussi aux rapports entre les angles métriques de convergence effectués et les dioptries métriques d'accommodation.

Nagel a déjà remarqué que, dans l'observation de Bisinger, qui lui est propre, les résultats des recherches correspondent bien avec tout ce qu'on peut déduire du diagramme de Donders[2].

d) Les conditions de A. dans lesquelles se mettent les yeux, quand les variations de convergence provoquées artificiellement avec des prismes dépassent les limites de la fusion relative, n'ont pas été systématiquement déterminées. Il est toutefois facile, avec des lentilles ± placées derrière les prismes, de démontrer que l'A. est en excès quand les prismes provoquent une augmentation de convergence supérieure à la fusion relative, et que l'A. est au contraire en défaut relativement à l'éloignement de l'objet fixé, quand les prismes abducteurs employés nécessitent des convergences moindres que celles compatibles avec la fusion relative.

Me servant d'objets de fixation semblables à ceux

[1] *Handbuch der Gesammten Augenheilkunde, redigirt von Alfred Græfe und Théod. Sæmisch,* Cap. X.

[2] Nagel. *Mittheilungen aus der Opht. Klinik in Tübingen,* 1880, pag. 109.

indiqués au § 4° (plan. II, fig. 8), j'ai cherché à déterminer, par diverses convergences de la fusion absolue, le champ de A 1 dont disposent les yeux, quand ils sont obligés artificiellement à se mettre en convergences excédant les limites de la fusion relative.

Je déterminais d'abord l'A 1 à une petite distance (25 cm), et à la distance de 4 mètres. Puis, je plaçais l'objet de fixation à 4 mètres, et avec des prismes adducteurs j'obligeais les yeux à se mettre dans un état de convergence correspondant à l'éloignement de 25 centimètres. L'objet fixé à 4 mètres cessait d'être vu distinctement et la lentille concave qu'il était nécessaire de mettre devant chaque œil, pour que l'objet fût de nouveau vu distinctement, était approximativement celle qui aurait reconduit R 1 de la convergence à 25 centimètres, jusqu'à la distance de 4 mètres. En outre on pouvait reconnaître que l'objet ne cessait pas d'être vu également distinct avec d'autres lentilles plus divergentes que la première, avec laquelle l'objet était redevenu distinct; ce qui démontrait que dans cet état de convergence, excédant la fusion relative, les yeux jouissaient encore d'un certain degré d'accommodation relative. L'astigmatisme provoqué par les prismes très réfractifs et la production de cercles de diffusion colorés, s'opposaient à des déterminations précises du champ de A 1 et de ses limites. Malgré ces difficultés, les expériences indiquaient assez clairement que chaque convergence symétrique des axes visuels, c'est-à-dire compatible avec la fusion absolue, est liée à un champ spécial et propre de A 1.

Il n'existe donc aucune différence entre l'accommodation relative et la convergence (ou fusion) relative. La diversité de ces deux expressions se rapporte uniquement aux deux procédés divers employés pour mesurer l'indépendance relative de l'accommodation et de la convergence. La faculté de disposer de divers degrés d'accommodation pour un degré fixe de convergence, est nécessairement jointe à la faculté de disposer de divers degrés de convergence avec un degré fixe d'accommodation. Les expériences de Donders, indiquées dans le § 1er, établissent en même temps les limites de ce qu'on peut indifféremment appeler convergence relative ou adaptation relative. Les recherches exposées dans le présent paragraphe n'en sont qu'une contre-preuve.

§ 3. Examen de l'équilibre par la méthode du dédoublement de l'objet de fixation.

a) Si en fixant un point noir sur la ligne médiane, nous plaçons un prisme avec la base en bas (ou en haut) au devant d'un œil, il en résulte une diplopie. L'image perçue par l'œil couvert par le prisme est vue en haut (en supposant que la base du prisme est tournée en bas) ; elle est appelée la fausse ou double image, pour la différencier de l'image vraie vue par l'autre œil. Si la double image se place perpendiculairement au-dessus de l'autre, on dit qu'il y a équilibre. Quelquefois la double image se place au contraire sur le côté de la perpendiculaire; A. de Græfe, qui a imaginé cette expérience, a désigné sous le nom de strabisme dynamique ou défaut d'équilibre la déviation latérale des axes visuels qui se manifeste quand les yeux cessent d'être liés par la vision binoculaire unique[1]. Le strabisme dynamique est dit en convergence ou en divergence, selon que la diplopie est latéralement homonyme ou croisée. Comme objet de fixation à se redoubler pour les recherches à petites distances, Græfe a proposé un point noir (voy. fig. 6); les lignes perpendiculaires ou obliques aident à préciser la position respective des deux images. Pour les recherches à plus grandes distances, on se sert d'une petite lumière ou d'un point lumineux. Le degré de déviation latérale est déterminé par le degré du prisme (à base interne ou externe) qui ramène les images dans la même perpendiculaire. Pour cette détermination de la déviation latérale, de Græfe mettait le prisme adducteur ou abducteur sur le second œil, c'est-à-dire sur l'œil non couvert par le prisme vertical[2].

On peut encore déterminer directement les degrés de déviation latérale de la double image, par la mesure de la distance ou tangente qui sépare la double image de la perpendiculaire de l'autre.

Le concept de cette recherche, que A. de Græfe disait vouloir appeler simplement recherche de l'équilibre[3], serait le suivant: En produisant une diplopie invincible, l'acte de la vision binoculaire est interrompu, le contrôle volontaire pour les muscles qui gouvernent l'acte visuel est lui aussi aboli; les yeux acquièrent alors la liberté de suivre la tendance naturelle de leurs muscles et prennent la position dans laquelle l'équilibre musculaire est parfait[4]. Græfe avait formulé son concept

[1] *Klinische Monatsblätter für Augenheilkunde*, 1869, p. 251.

[2] *A. f. Opht.* VIII, 2, p. 329.

[3] *Klin. Monat. bl. f. A. h.*, 1869. p. 247.

[4] Loring. *Trans. of the Am. Opht. Society*, 4th and 5th meetings, page 57.

dans les paroles suivantes: „J'ai plusieurs fois discuté et appliqué, à divers buts diagnostiques, le fait, que la vision simple une fois abolie, le pouvoir régulateur de l'acte visuel sur les muscles oculaires est également détruit, comme aussi est détruit le pouvoir, effectuable en de certaines limites, de refréner leurs tendances naturelles à la tension. Nous avons donc, dans la séparation des deux images *rétiniques*, encore un moyen pour démontrer les tendances ou tension des muscles oculaires quand ils sont assujettis (forcîrt) dans l'acte visuel commun[1]."

Je chercherai à compléter ces définitions de la position d'équilibre dans laquelle les yeux s'ajustent, quand la vision unique cesse d'être possible.

b) Nous avons vu, dans les deux premiers paragraphes, que chaque convergence a son champ d'accommodation particulier et différent de celui des autres convergences. Même quand la convergence est provoquée artificiellement (au moyen de prismes), les yeux prennent cette même A1, qui est propre à la convergence obtenue naturellement en rapprochant l'objet (voy. § 2, *a*, *b*). On pouvait supposer que chaque augmentation d'accommodation doit s'associer à une tendance à l'augmentation de convergence, et que chaque diminution de A. s'associe à une tendance à la diminution de la convergence. S'aidant du mode d'expérimentation indiqué tout à l'heure, Loring a précisé l'exactitude de cette supposition[2].

„On choisit des yeux emmétropes, avec V. et A.

[1] *A. f. Opht.* VIII. ab. 2, page 327.

[2] Loring, *Transactions of the American Ophtalmological Society*, fifth annual meeting, New-York, 1869, page 41.

normal. A 20' sont placées les lettres XX de l'Optotype Snellen, et (le plus près possible d'elles et sur le même plan) une petite lumière. Les lettres sont vues distinctement et on a la vision simple de la lumière. Devant les yeux on met des lentilles concaves progressivement plus fortes; les lentilles — $\frac{1}{16}$ sont les plus fortes avec lesquelles les lettres peuvent encore être vues distinctement et déterminent par conséquent P1, avec le parallélisme des axes visuels; la lumière est encore vue unique. Mais, si on brise le lien de la vision binoculaire unique en couvrant un des yeux avec un verre rouge, il se produit immédiatement une diplopie homonyme avec une séparation latérale des deux images (pour L. elle était de 23"). En relâchant la tension des muscles droits internes on peut réunir de nouveau les deux images de la lumière, mais lettres et lumière cessent d'être vues distinctement; en diminuant la convergence, on diminue aussi l'accommodation. Le même résultat s'obtient avec des lentilles moins fortes, mais la séparation des deux images est moindre aussi. On obtient des résultats identiques, quand l'expérience est pratiquée pour les petites distances; les verres concaves provoquent la convergence, les verres convexes la divergence des axes visuels. Le fait que la distance de séparation des deux images correspond à la force des lentilles employées, démontre que: s'il est vrai que dans une convergence donnée on peut varier, dans de certaines limites, l'accommodation, et qu'un degré donné de réfraction peut se maintenir, dans de certaines limites, avec des degrés divers de convergence, il n'est pas moins vrai que „toute tension du muscle ciliaire fait appel à une tension correspondante des muscles qui président à la convergence et que chaque changement de convergence varie les conditions de l'accommodation relative." Loring, l. c.

§ 4. Accommodation dans l'œil éliminé de la vision associée.

a) Pour mes études, j'ai fait les modifications suivantes à l'expérience indiquée dans le § 3.

Au point noir de Græfe j'ai substitué un anneau ou cercle noir, au milieu duquel sont dessinés de petits points, comme dans les Optotypes de Burchardt[1]. La finesse des petits points et la très petite distance qui les sépare, sont un facile rappel à l'accommodation exacte, et le cercle noir est suffisamment large pour que la double image soit aussi perçue facilement. Outre les très petits points du centre se trouvent d'autres points, beaucoup plus larges, vers la périphérie du cercle. Pour toutes les distances qui ne dépassent pas 30 cm., les dessins comme ceux de la fig. 9, peuvent suffire; pour les distances plus grandes, la dimension du cercle et de toutes ses particularités exige une augmentation proportionnelle.

Je donne le nom *d'œil de fixation* à l'œil qui *doit, durant toute la recherche, fixer directement et s'accommoder exactement pour les petits points centraux*. L'autre œil que j'appelle *O. éliminé*, est celui qui *est couvert par le prisme vertical* et qui reçoit la *double image. Il restera entendu, pour toutes les recherches qui suivront, que l'O. de fixation non seulement fixe directement les petits points*

[1] Burchardt, *Internaz-Sehproben*, Cassel 1870.

centraux, mais se maintienne aussi toujours exactement accommodé pour la distance à laquelle ils se trouvent.

Dans la très grande majorité des cas, la double image reçue par l'O. éliminé, apparaît affaiblie et confuse. Dans quelques rares individus, le cercle et les points périphériques plus gros sont vus distinctement dans la double image. Choisissons un de ces cas rares, que je n'ai rencontrés que chez des emmétropes des deux yeux avec parfaite fonction visuelle. L'objet de fixation reste invariablement au même point du plan médian interoculaire.

Une lentille concave (p. ex. — 1 D.) est placée devant l'œil de fixation, lequel est obligé de faire un effort proportionné d'A. La fausse image devient alors confuse, mais en couvrant ensuite l'œil éliminé avec une lentille — 1 D. (que l'on place derrière le prisme), la fausse image devient de nouveau distincte; quand l'œil de fixation voit à travers — 1 D., aucune autre lentille que — 1 D. ne peut redonner à l'O. éliminé une perception claire de la fausse image. — Si, au lieu de — 1 D., nous mettons + 1 D. au-devant de l'O. de fixation, la double image devient confuse; mais elle redevient claire si l'œil éliminé est armé lui aussi de + 1 D. — En de certaines limites, quelles que soient les lentilles ± employées, le degré précis d'accommodation provoqué dans l'œil de fixation, s'effectue aussi dans l'œil éliminé. Les variations de netteté de la fausse image qui se produisent dans les phases successives de l'expérience, sont assez sensibles pour qu'on puisse, dans des recherches cliniques sur des malades, les constater pour chaque changement, même minimum par ex. de 0,25 D., d'accommodation. Les limites, dans lesquelles on peut suivre cette association obligée d'accommodation entre les deux yeux, correspondent naturellement aux limites de l'A1 dont dispose l'œil de fixation, pour le degré de convergence dans lequel l'expérience est effectuée. Dès que les lentilles ± employées pour l'O. de fixation sont trop fortes pour qu'il puisse encore voir distinctement, la réfraction de l'O. éliminé devient fortement oscillante, et à cause de cela ne peut plus être déterminée. Les premières recherches qui démontrèrent ces limites, furent faites dans ma clinique par le docteur Gallenga[1].

Chaque A. effectuée par l'O. de fixation est donc actuée et d'une manière identiquement égale dans l'O. éliminé.

b) J'ai dit plus haut, que les cas dans lesquels la double image est vue dans sa plus grande netteté possible, quand l'œil qui fixe s'adapte sans lentilles, sont rares. Presque toujours l'œil éliminé reçoit une image confuse, quand l'autre œil fixe et s'accommode sans lentille. Le plus souvent nous trouvons alors que la fausse image acquiert sa plus grande clarté, quand l'O. éliminé est couvert par une lentille convexe, dont le degré peut varier d'un individu ou d'un œil à l'autre (communément de 0,25 à 1,25, et dans des circonstances exceptionnelles et pathologiques, beaucoup plus encore).

Mais le degré de lentille qui a rendu distincte la fausse image, ne peut être ni dépassé ni diminué sans qu'elle redevienne confuse. Nous étudierons plus loin quelques circonstances pathologiques dans lesquelles l'œil éliminé, au lieu d'être en retard de réfraction, se trouve au contraire en excès de réfraction; la double image devient distincte avec des lentilles divergentes.

[1] *V. Giornale dell' Accademia di Medicina di Torino,* febbraio 1884.

Le fait que chaque changement d'A. dans l'O. qui fixe, provoque un degré égal d'A. dans l'O. éliminé, n'est pas moins évident dans ces cas que dans les premiers. Je choisis l'exemple suivant qui se rapporte au malade de l'observ. 10ᵉ du chap. II. — La fixation à 18 cm était confiée à l'O. D. et l'O. G. était éliminé au moyen du prisme vertical. Quand l'O. D. fixait sans lentille (s'adaptant exactement pour les petits points), l'O. G. éliminé devait être couvert avec + 0,75 pour pouvoir percevoir nettement les gros points de la double image. — Si ensuite on mettait — 0,75 devant l'O. D., l'O. éliminé voyait distinctement et sans lentille son image; bien plus, c'était la circonstance dans laquelle le malade était plus sensiblement frappé du recouvrement de clarté de la fausse image. — Si on mettait — 1 ou — 1,25 devant l'O. D., l'O. éliminé avait besoin respectivement de — 0,25 ou de — 0,50 D. pour recouvrer la vision distincte de la fausse image. — Le même fait s'observait quand, au lieu de lentilles — on mettait des lentilles + sur l'O. de fixation. Pour quelque degré que ce fût d'A. effectué par l'O. de fixation, la réfraction de l'O. éliminé était toujours trouvée de 0,75 D., de moins que celle de l'autre O.

Les limites dans lesquelles on peut, dans ces cas, démontrer l'association obligée de l'A. de l'O. éliminé avec celle de l'O. qui fixe, correspondent aussi aux limites d'A1 de ce dernier.

c) Dans les conditions normales, la différence en moins du degré de réfraction observée dans l'O. éliminé par rapport à celle de l'O. qui fixe, est due uniquement à la position excentrique occupée par la fausse image. Les rayons lumineux, déviés par le prisme, tombent obliquement sur l'œil et sont réfractés par un axe oblique, lequel est moins réfringent que l'axe central[1] — Comme cette différence de R. peut aussi dépendre, dans des circonstances pathologiques que nous examinerons (V. plus loin, D.), d'une différence réelle d'accommodation entre les deux yeux, il est nécessaire de déterminer la réfraction R., qui existe dans la direction de l'axe visuel direct et la réfraction qui existe dans l'axe oblique, par lequel se forme la fausse image. Je détermine la différence de réfraction dans les deux axes de la manière suivante.

Je suppose que la fixation soit confiée à l'œil droit et que l'œil couvert par le prisme vertical soit le gauche. L'objet de fixation est maintenu invariablement à la même distance et dans la même position (p. ex. à 25 cm) sur le plan médian, durant tous les actes de la recherche. Nous nous rappellerons aussi que l'O. D. qui fixe ne doit jamais cesser de s'accommoder exactement pour les petits points centraux du cercle.

On note d'abord, de la manière indiquée tout à l'heure B., la différence de réfraction trouvée entre un œil et l'autre. (Admettons p. ex. que R. de l'œil éliminé ait été trouvée de 1 D. moindre que celle qu'a l'O. droit adapté pour cette distance de 25 cm). Puis on cherche et l'on marque avec un crayon le point précis que la

[1] On sait que des examens ophthalmoscopiques ont démontré que, déjà à une petite distance de la pupille, la réfraction peut être trouvée sensiblement moindre. V. Stammenhaus *A. f. O.* XX, 2, p. 147—170 Regeezy. Nagel *Jahresbericht* vol. VII. p. 499. = Des expériences faites dans ma clinique, au moyen de l'optométrie subjective par le Dr E. Albini, il resulterait que la réfraction diminue avec l'obliquité des axes et avec une progression régulière spécialement sur l'axe horizontal (*Giornale dell' Accademia di Medicina di Torino* 1886).

fausse image occupe dans la feuille ou le tableau qui porte le cercle de fixation.

„Il est clair que la fausse image pourra avoir été trouvée dans la perpendiculaire de l'image fixée, ou à la droite (image croisée) ou à la gauche (image homonyme).“

Dans le point occupé par la fausse image on place un second cercle semblable au premier. Supposons p. ex., comme dans la fig. 7, dans laquelle *a* était le cercle fixé, que la fausse image occupât le point a'; dans ce point *a'* on place le second cercle. — Si, comme dans la figure 8, la fausse image (croisée), se trouvait en i, le second cercle sera placé au point *i.* — Le second cercle serait placé au contraire en *o*, si l'image (homonyme) avait été trouvée en *o*.

Cela fait, le tableau qui porte les cercles et les yeux sont de nouveau disposés dans la même et précise position que tout d'abord (l'O. D. s'accommodant exactement pour les petits points du cercle inférieur). La position exacte du tableau se reconnaît à la coïncidence de la fausse image avec le nouveau cercle. — Puis on couvre l'œil droit avec un petit écran opaque, et l'œil gauche, auquel on a enlevé le prisme qui le couvrait, doit fixer le cercle inférieur en s'accommodant pour les petits points centraux.

Dans cette position de l'œil gauche, le cercle inférieur par lui fixé forme son image dans la *fovea*, et le cercle adjoint a son image dans le même site excentrique où se trouvait la fausse image dans la première phase de l'expérience; l'image du second cercle (ou supérieur) se forme par le même axe oblique du même méridien par lequel s'était formée la fausse image.

Lorsque, dans la première phase de la recherche, la

fausse image a été vue distincte sans l'interposition d'une lentille, le second cercle qui forme son image par l'axe oblique, est vu aussi dans sa plus grande clarté possible sans l'aide de lentille (toute lentille en diminue la clarté).

Dans les autres cas plus communs dans lesquels la fausse image n'avait été vue distincte qu'avec l'interposition d'une lentille donnée, nous trouvons aussi dans cette seconde phase de recherche, que le second cercle n'est pas vu distinct si l'on n'interpose pas sur l'axe oblique, par lequel se forme son image, cette même lentille donnée qui avait rendu distincte la fausse image. — Il s'entend que la lentille est *placée perpendiculairement* à l'axe oblique sur lequel se forme l'image du 2e cercle.

Le degré moindre de réfraction que l'on trouve dans l'œil éliminé, relativement à la double image qu'il reçoit, ne doit donc pas être considérée comme l'effet d'une accommodation moindre dans l'O. éliminé que dans l'O. qui fixe. L'A. est toujours égale dans les deux yeux; mais comme avec ce degré égal d'A. de l'O. éliminé, la double image perçue par celui-ci se forme par un axe oblique et par conséquent moins réfractif, le défaut de réfraction de cet axe oblique, doit être corrigé par l'interposition d'une lentille convexe.

d) J'ai mentionné que, dans des circonstances pathologiques, la différence de R., que l'on observe entre l'œil éliminé et l'œil qui fixe, ne correspond pas à celle qui se trouve ensuite entre l'axe central et l'axe oblique; dans ces cas il existe un vrai retard (ou un excès) d'accommodation dans l'œil éliminé. Avec les données des deux recherches indiquées, il devient facile de déterminer l'existence et la mesure d'un retard (ou d'un excès) d'accommodation.

On avait, par ex., trouvé dans la première recherche, que la fausse image devenait claire en plaçant une lentille + 3 D. devant l'œil éliminé. On avait ensuite trouvé, dans la seconde recherche, que la différence de R. entre l'axe central de fixation et l'axe oblique sur lequel se formait la fausse image était seulement de 0,75 D. Il est évident que de la différence = 3 D. trouvée dans la première recherche, 0,75 D. sont attribués à la réfraction moindre de l'axe oblique, et les autres 2,25 D. étaient le résultat d'un véritable retard d'accommodation. Cette dernière observation se rapportait, comme on le comprend bien, à un cas de forte anisométropie, dans laquelle le champ de A 1 de l'O. hyp. ne correspondait dans aucune convergence avec le champ de A 1 de l'œil myope.

Pareille circonstance peut pourtant s'observer aussi dans des cas où l'œil éliminé jouit d'une A. qui lui permettrait de s'adapter exactement pour la distance à laquelle l'expérience est effectuée. Nous en avons un exemple dans l'observation deuxième du Chap. II. L'œil droit était trouvé tantôt Emm., tantôt M. 0,25 D. L'œil gauche avait M. 3,50 D. et s'accommodait facilement jusqu'à 12 cm. Si la fixation à 25 cm était confiée à l'œil droit, l'œil gauche éliminé voyait distinctement la fausse image quand il était couvert avec + 1 D. En mettant des lentilles ± devant l'œil droit, l'A. effectuée par lui était aussi actuée symétriquement et également par l'œil éliminé; de sorte que l'œil éliminé se trouvait toujours dans un apparent retard = 1 D. de réfraction.

En mettant p. ex. — 1 D. devant l'œil droit, l'œil éliminé voyait bien la fausse image sans l'interposition d'aucune lentille; en mettant + 1 devant l'œil droit, l'œil gauche ne voyait bien la fausse image que quand il était couvert par + 2 D. Avec l'emploi du prisme vertical la fausse image était à 10° au-dessus de la vraie et à 3° sur le côté droit de la perpendiculaire; sur ce point (10° au-dessus du cercle et 3° à droite de la perpendiculaire) fut placé un second cercle semblable au premier. Sans rien changer dans la position respective de la tête et du tableau sur lequel étaient placés ces cercles, on fermait l'œil droit, et le prisme vertical enlevé on faisait fixer le cercle primitif avec l'œil gauche. Si cet œil gauche s'accommodait exactement pour les petits points centraux du cercle inférieur, l'image supérieure était vue confuse si l'on n'interposait pas + 1,50 D. perpendiculairement à l'axe oblique par lequel son image se formait. Si au lieu de mettre + 1,50 sur l'axe du méridien oblique, on mettait — 1,50 sur la ligne visuelle directe sur laquelle se formait l'image du cercle inférieur (fixé directement), l'image du cercle supérieur devenait distincte; ce qui indiquait que l'A. s'effectuait à degré égal sur l'axe oblique et sur l'axe central du même méridien.

La différence entre la réfraction dans la ligne visuelle directe et la R. dans la ligne oblique, étant = 1,50 D., on aurait dû également trouver une différence de 1,50 D., et non pas seulement de 1 D. entre la R. de l'œil éliminé et celle de l'œil de fixation, si l'A. de l'œil éliminé n'eut été de 0,50 D. plus grande que celle effectuée par l'œil de fixation.

Confiant ensuite la fixation à l'œil gauche, on trouva que l'œil droit avait besoin de + 1,25 pour voir distincte la fausse image. On trouva ensuite que, dans l'axe oblique correspondant dans l'œil droit à celui de la fausse image, la R. était de 1,75 moindre que dans la ligne visuelle directe; de sorte que l'œil droit éliminé faisait lui aussi une A. de 0,50 D. supérieure à celle effectuée par l'œil gauche qui fixait.

Quel que fût l'œil de fixation et l'œil éliminé, celui-ci actuait toujours une A. = 0,50 plus grande que celle effectuée par l'œil chargé de la fixation.

Dans les observations qui suivront je désignerai sous le nom de:

Différence totale de R. (en $\pm$), la différence trouvée dans la première recherche entre la réfraction de l'œil éliminé et celle de l'œil qui fixe.

Différence axiale ou *apparente* de R., cette différence que la seconde recherche démontre être due à la réfraction moindre de l'axe oblique sur lequel s'est formée la double image.

Différence (en retard ou excès d'accommodation), cette partie de la différence totale qui est trouvée en $\pm$ de la différence axiale de R.

e) Donders a déjà indiqué l'intime connexion qui existe entre l'A. d'un œil et celle de l'autre, et la facilité qu'il y a de s'en convaincre pour quiconque a les yeux égaux, en plaçant devant l'un de ses yeux une lentille très faible. En couvrant alternativement un œil puis l'autre, on reconnaît facilement qu'un seul est exactement accommodé et qu'il n'est pas possible de vaincre par l'A. la légère inégalité de R. provoquée par la lentille[1]. — Hering a aussi noté le même fait quand, en fixant binoculairement une aiguille (ou un point lumineux) placée très près des yeux, il portait l'aiguille de la ligne médiane à une position latérale, de manière que la distance de l'aiguille fût le plus possible différente pour les deux yeux. — Si alors avec une légère augmentation ou diminution de la con-

[1] Donders, *Anom. de la R. et de l'A.*, chap. IX.

vergence des yeux, ou bien au moyen d'un prisme (côté horizontal), il obtenait une double image de l'aiguille, il constatait la différence de clarté des deux images. Un seul œil était accommodé exactement[1].

Schneller a répété cette recherche par la méthode de dédoublement du point fixé (prisme vertical devant un œil). Il obtenait de voir distinctement les deux images, bien qu'il interposât devant l'autre œil des lentilles, + 1 : 30" — 1 : 50" si le prisme était placé devant l'œil droit, et + 1 : 30" — 1 : 60", si le prisme était devant l'œil gauche[2]. Woinow se servait comme objet de fixation d'une ligne lumineuse colorée au moyen d'un verre de cobalt; le défaut d'A. était indiqué par la teinte des bords de la fente lumineuse. Ses résultats, comme ceux de Schneller seraient en contradiction avec l'observation de Hering[3]. Les expériences de Rumf, faites dans la clinique du prof. Becker (Heidelberg), confirmeraient au contraire celles de Hering[4]. Les annotations indiquées au commencement du présent § *(a, b, c)*, expliquent la diversité des résultats obtenus dans les expériences faites avec images redoublées au moyen de prismes, c'est-à-dire se formant par des axes diversement réfractifs. Les redoublements des images, obtenus par des efforts spontanés de convergence, ne pouvant s'opérer sans changement d'accommodation, rendent, eux aussi, douteux les résultats de l'expérience. Des divers modes employés pour constater cette

[1] Hering, *Lehre von binoc. Sehen, Handbuch der physiol. Optik.*, von prof. Ewald Hering, page 525.

[2] Schneller, *A. f. O.*, XVI, page 176.

[3] Woinow. *A. f. O.*, XVI, page 209.

[4] Rumf, *Kl. Mon. Blätter f. Aug. Heilk.*, vol. XV, Beilageheft.

loi de Hering, le moins sujet à critique me semble être celui de couvrir simplement un œil puis l'autre. Je n'aurais, pour mon compte, rencontré qu'une seule exception, dans le doct. Gallenga, lequel croit pouvoir affirmer qu'il voit également bien de l'un et l'autre œil à la distance de 22 cm. de front, et sous un angle de 15° ou 16° tant à droite qu'à gauche. Il a 26 ans et son visus dans les deux yeux est de 20/20 avec M. 2,75 D.

§ 5. Rapports entre l'accommodation d'un œil qui fixe et la convergence de l'autre œil éliminé de la vision associée.

a) Les mouvements d'adduction et d'abduction peuvent s'effectuer sous l'empire des deux innervations symétriques et distinctes[1]: l'une desquelles préside aux mouvements pour la convergence réciproque des axes visuels, l'autre pour les mouvements simultanés de latéralité des yeux (vers la droite ou vers la gauche). Pour éviter la confusion, j'appellerai: mouvements (en add. ou en abd.) de convergence, les mouvements effectués par les yeux avec l'intention de faire converger l'une vers l'autre leur ligne de fixation; le mouvement de latéralité est celui que les yeux effectuent pour diriger le regard sur les côtés, droit ou gauche, du plan médian et sans varier la convergence réciproque de leur ligne de fixation.

Dans le strabisme dynamique, les mouvements de laté-

[1] Hering, *L. c.*, pag. 519.

ralité des yeux ne varient pas la distance réciproque des deux images : ce fait démontre que, dans le strabisme dynamique, non moins que dans le strabisme réel (non paralytique), l'innervation symétrique pour les mouvements latéraux s'effectue d'une manière normale et que les muscles qui les effectuent répondent aussi d'une manière normale et symétrique à l'impulsion de cette innervation.

b) Supposons de nouveau que l'expérience de Græfe soit effectuée dans le mode indiqué au § 4 *a*. Un œil fixe le cercle à une distance invariable, s'accommodant toujours et exactement pour les petits points centraux ; l'autre œil est éliminé au moyen d'un prisme vertical. L'état de réfraction et l'état de convergence de l'œil éliminé sont mesurés et déterminés de la manière ici indiquée.

De tout ce qui a été dit jusqu'ici, il résulte que, dans les conditions normales :

1° L'œil éliminé se met à un degré d'accommodation égal à celui de l'œil qui fixe (conformément à la loi de Hering) ;

2° Dans les limites d'A 1 de l'œil qui fixe, chaque variation d'A., provoquée dans l'O. qui fixe, provoque nécessairement une variation égale d'A. dans l'O. éliminé ;

3° Dans les limites d'A 1 de l'O. qui fixe, chaque variation d'A. dans l'O. qui fixe provoque une variation correspondante dans le degré de convergence de l'œil éliminé (Loring).

La variation de convergence provoquée dans l'œil éliminé, par les variations d'accommodation de l'œil qui fixe, est différente selon les individus et spécialement selon la déviation latérale de la double image, c'est-à-dire selon le degré du strabisme dynamique. Mais, dans un même individu et à une même distance de fixation, le rapport de ces variations est toujours régulier. Par ex., une augmentation d'A. = I D. dans l'œil qui fixe, aura produit une augmentation = 4° de convergence dans l'œil éliminé; une nouvelle augmentation de 1 D. d'accommodation, produira aussi une nouvelle augmentation de 4° de convergence. Ce fait est également constaté dans les limites d'A1 de l'œil qui fixe.

En combinant la modification du procédé de Græfe, indiquée au § 4° (*a*) avec l'expérience de Loring, le Dr G. Secondi a déterminé le rapport entre l'A. et la convergence pour les yeux emmétropes. Le résultat de ses expériences est indiqué à la fig. 10. On y voit que, lorsque au devant de l'O. qui fixe sur un axe et à une distance invariables, on place successivement des lentilles $\pm$ de divers degrés (indiquées sur les lignes horizontales), l'O. éliminé converge ou diverge selon l'espèce et le degré des lentilles. Le degré de convergence ou de divergence effectué par l'O. éliminé et qui a été mesuré au moyen de prismes adducteurs ou abducteurs, est indiqué au bas des abscisses. On voit que, dans l'œil à peu près emmétrope, la convergence de l'œil éliminé s'effectue dans un rapport arithmétique, relativement au degré des lentilles[1].

Toute A. effectuée par l'œil qui fixe est également actuée par l'œil éliminé, et toute A. de l'œil qui fixe détermine aussi un degré proportionné de convergence de l'œil éliminé.

c) Lorsque, dans l'expérience de de Græfe, nous mesurons avec des prismes (add. ou abd.) le degré d'une déviation latérale de la double image, la détermination

[1] *Giorn. della R. Accad. di Medicina di Torino,* 1886.

donne un résultat identique, que le prisme correcteur de la déviation latérale soit placé devant l'œil éliminé, ou qu'il soit mis devant l'œil qui fixe. Mais, si le résultat peut jusqu'à un certain point être identique dans les deux modes de procéder, la voie par laquelle on arrive à ce résultat identique est différente dans les deux cas.

Supposons un défaut d'équilibre ou divergence (disposition croisée des deux images), et admettons que l'effet réel des prismes latéraux corresponde à leur valeur de réfraction. Si l'œil éliminé se trouve, par ex., de 10° moins convergent que l'œil qui fixe, son image (c'est-à-dire la fausse image) se formera par un axe appartenant au méridien oblique, qui se trouve de 10° à l'interne de son méridien vertical. Un prisme 10° à base interne, placé devant l'œil éliminé, conduira la fausse image sur l'axe vertical de cet œil et, par conséquent, dans la perpendiculaire de l'image vraie fixée par l'autre œil. Dans cette opération, nul mouvement n'a à se produire, ni ne se produit dans les yeux qui restent absolument passifs.

Maintenant, transportons ce même prisme 10° base interne, sur l'œil qui fixe. Les deux images se placent aussi sur la même perpendiculaire et cela peut arriver de deux manières. — L'œil qui fixe peut rester immobile; l'image, vue par lui, est transportée de 10 degrés plus à l'interne, c'est-à-dire sur la perpendiculaire où se trouve l'image vue par l'autre œil. — Ou bien l'œil qui fixe se tourne à l'externe pour fixer directement son image; le mouvement qu'il effectue vers la droite est de 10 degrés. L'œil éliminé opère alors un mouvement égal vers la droite, c'est-à-dire de latéralité, dirigeant lui aussi son méridien vertical vers son image; ainsi les deux images se trouvent dans la même perpendiculaire.

— En suivant et en analysant les mouvements des images qui se produisent par l'interposition des prismes, il est facile de s'assurer que les yeux n'opèrent que des mouvements associés de latéralité.

Qu'il s'agisse d'un simple mouvement associé de latéralité, sans effort de convergence, nous en trouvons une contrepreuve dans cette circonstance, qu'en effectuant son mouvement, l'œil éliminé n'a pas varié son état d'accommodation. Le fait se démontre de la manière indiquée au § 4.

Le prisme de correction placé devant l'œil qui fixe, a donc provoqué un mouvement de latéralité et non un mouvement de convergence.

La concordance des résultats obtenus dans la détermination de la déviation latérale des images, en opérant sur l'un et l'autre œil, ne s'observe pourtant que dans de certaines limites. Des prismes très forts décomposent la lumière et en outre produisent un astigmatisme qui nuit trop à l'exactitude de l'image perçue, pour permettre une A. exacte. Le rappel à l'A. devenant insuffisant, celle-ci devient oscillante et oscillante aussi est la position respective des deux images (voy. Chap. II, § 6).

Dans la détermination de l'équilibre avec l'expérience de de Græfe, il est indifférent, pour mesurer la déviation latérale, de mettre le prisme horizontal devant un œil ou devant l'autre, pourvu que le prisme employé ne soit pas trop fort et permette une vision exacte de l'œil qui fixe. Dans le cas contraire, une détermination précise ne peut être obtenue qu'en mettant le prisme latéral au devant de l'œil éliminé.

Quand l'œil qui fixe effectue des mouvements d'adduction ou d'abduction sans varier son A., l'œil éliminé ne ressent pas l'impression d'un effort pour la convergence, mais l'impression d'un mouvement de latéralité. A une adduction opérée par l'œil qui fixe, l'œil éliminé répond par un mouvement latéral symétrique d'abduction; à l'abduction de l'œil de fixation, l'œil éliminé s'associe par un mouvement symétrique de latéralité, c'est-à-dire par l'adduction.

d) A chaque degré d'A. effectué par un œil, correspond un degré naturel d'adduction. Si l'A. et l'adduction sont naturellement équilibrées dans cet œil, il se trouve, par le seul fait de l'A. effectuée, porté dans l'adduction convenable. Si, au contraire, l'A. et l'adduction ne sont pas équilibrées, l'A. effectuée ne provoque plus une adduction adéquate; l'A. produit une adduction exagérée ou une adduction insuffisante, et l'œil doit, pour se porter dans la juste direction, recourir à la faculté d'adduction ou à sa faculté d'abduction relative (voy. § 2).

Quand un œil est éliminé de la vision directe, comme par ex., dans l'examen de l'équilibre par la méthode du dédoublement de l'objet fixé, ou dans les strabismes réels, dans les paralysies des muscles latéraux, etc., il ressent tous les efforts d'A. et d'adduction ou d'abduction relatives effectués par l'œil qui fixe.

A l'impression de l'A. opérée par l'œil de fixation, l'œil éliminé répond en actuant une accommodation égale et en se mettant pour cela dans le degré d'adduction de convergence qui est naturellement liée à l'A. effectuée.

Quand A. et adduction sont naturellement équilibrées dans l'œil qui fixe, il n'a à effectuer aucun effort spécial d'adduction ou d'abduction relatives, et il reste dans l'adduction provoquée par l'A. effectuée. L'œil éliminé ne reçoit d'autre impression que celle de l'A. effectuée par l'œil de fixation, et actuant une égale A., il se met lui aussi dans l'adduction naturellement associée à l'A. actuée. L'un et l'autre œil effectuant un degré identique d'adduction, la fausse image se trouvera, dans l'expérience du dédoublement, placée sur la perpendiculaire de l'image reçue par l'œil qui fixe.

Si l'A. et l'adduction ne sont pas naturellement équilibrées dans l'œil qui fixe, il doit effectuer un autre mouvement d'adduction ou d'abduction relatives pour corriger le défaut de direction. L'impression de l'effort d'adduction et d'abduction opéré par l'œil de fixation, est aussi transmise à l'œil éliminé.

L'adduction ou l'abduction relatives s'effectuent sans variation d'A., et nous avons vu, tout à l'heure, que les adductions et les abductions effectuées par l'œil de fixation sans variation d'A., ne sont pas ressenties par l'œil éliminé en tant que mouvements de convergence, mais bien en tant que mouvements de latéralité. A un mouvement d'adduction relative opéré par l'œil de fixation, l'œil éliminé répond par un mouvement symétrique de latéralité, c'est-à-dire par l'abduction. L'abduction opérée par l'œil éliminé est égale au degré d'adduction relative que l'œil de fixation a dû effectuer pour corriger sa direction. Vice versa, un mouvement d'abduction relative opéré par l'œil de fixation, provoque un mouvement d'adduction dans l'œil éliminé; l'adduction effectuée alors par l'œil éliminé est d'un degré égal à l'abduction relative opérée par l'œil qui fixe. En résumé, tout mouvement de convergence relative que l'O. de fixation a dû actuer en $\pm$ de la convergence naturellement associée à l'A effectuée, provoque dans l'O. éliminé un mouvement égal, mais de latéralité, c'est-à-dire dans le même sens latéral. Il en résulte une déviation strabique de l'œil éliminé : en divergence, quand l'œil de fixation a fait un mouvement d'adduction relative; en convergence, lorsque l'œil de fixation a dû effectuer un mouvement d'abduction relative. Dans le premier cas, le degré de strabisme divergent où se porte l'œil éliminé, est égal au degré d'adduction relative effectué par l'œil de fixation; dans le second cas, le degré de strabisme convergent, ainsi provoqué dans l'œil éliminé, mesure aussi le degré d'abduction relative que l'œil qui fixe a dû effectuer, pour corriger l'excès de convergence provoqué naturellement par son accommodation.

D'autre part, nous devons nous souvenir que l'élimination fait cesser tout effort d'adduction ou d'abduction relative. Par conséquent l'O. éliminé avait déjà dû se porter dans sa propre position d'équilibre (c'est-à-dire dans la convergence naturellement associée à l'A. qu'il effectue), et cela indépendamment et en outre de cet autre mouvement de latéralité qui lui a été transmis par l'autre œil, ainsi que nous venons de l'analyser. Il s'en suit que, dans l'examen de l'équilibre, la déviation latérale des images indique et mesure un total de défaut d'équilibre, dont une partie est propre à l'O. éliminé et l'autre à l'O. de fixation.

Dans ce chapitre, nous supposons toujours, ce qui est du reste la règle normale, que la position d'équilibre est la même dans les deux yeux, c'est-à-dire que le degré de convergence naturellement associé à l'A. effectuée est le même pour chaque œil considéré isolément. Par conséquent, lorsque par exemple l'O. de fixation aura dû, pour se diriger vers l'objet, ajouter un degré donné d'adduction relative à l'adduction naturellement associée à l'A. effectuée, l'autre œil qui, par le fait de son élimination, doit se placer dans sa position d'équilibre, puisqu'il relâche son adduction facultative, se portera en divergence, c'est-à-dire dans le sens de latéralité et dans une mesure égale à l'adduction facultative opérée par l'O. de fixation. En règle normale, le total du défaut de convergence trouvé par ce procédé d'examen de l'équilibre, se divise donc par égale part pour chaque œil.

Dans le chapitre suivant nous étudierons les exceptions de cette règle.

Les expressions: convergence, position d'équilibre, examen de l'équilibre, ont donc les significations suivantes:

1° Ce que l'on indique avec le nom générique de convergence, est un complexe d'actes bien distincts au point de vue fonctionnel. Quelques-uns de ces actes sont fonctionnellement binoculaires, c'est-à-dire intimement reliés dans les deux yeux. Les autres représentent l'exercice d'une fonction monoculaire, par laquelle chaque œil opère indépendamment l'un de l'autre et dans une mesure qui peut même n'être pas égale.

2° L'accommodation est fonctionnellement binoculaire, car il n'est pas possible de faire un effort d'A. pour un œil, sans que son congénère ne le ressente à un degré identiquement égal. Or l'A. est le premier acte de la convergence, puisque chaque degré d'A. est relié naturellement à un degré de convergence qui lui est propre. Ce qu'on appelle position d'équilibre correspond à la convergence naturellement associée au degré effectué d'accommodation.

Lorsque l'œil est exactement accommodé pour la distance où se trouve l'objet de fixation, la position d'équilibre ne correspond pas toujours au degré de convergence requis par la position de l'objet. La position d'équilibre de cet œil est alors défectueuse, relativement à la direction que devrait prendre l'axe visuel. Le défaut de la position d'équilibre de cet œil pourra être en excès ou en insuffisance, selon que la convergence naturellement associée à l'effort opéré pour l'A. sera trop forte ou trop faible.

Lorsque la position d'équilibre ne correspond pas au degré de convergence que doit prendre l'axe visuel pour se diriger sur le point qu'il doit fixer, le défaut peut être corrigé, dans une certaine mesure, par l'adduction ou l'abduction relative. Cette correction est sous l'empire d'un fonctionnement monoculaire, puisque chaque œil l'effectue indépendamment l'un de l'autre et dans une mesure qui peut être inégale, même à l'état physiologique, par exemple dans le regard latéral.

L'examen de l'équilibre a pour but de déterminer la position d'équilibre et dans quelle mesure cette position diffère, en $\pm$ de la convergence requise. Cette différence indique et mesure le défaut d'équilibre. Nous verrons, au chapitre suivant, les modifications qu'il est opportun de faire à la méthode par dédoublement de de Graefe, pour qu'elle puisse correspondre exactement à ces propositions.

Dans les observations cliniques qui suivent, nous verrons aussi que chaque œil éliminé de la fixation directe (par strabisme ordinaire ou paralytique, amblyopie) correspond aux efforts d'accommodation (ou convergence) relative, de la même manière que dans l'élimination obtenue par le dédoublement de l'objet fixé.

II.

OBSERVATIONS CLINIQUES.

Dans les déterminations systématiques de l'A 1, on a opéré avec le double lien de la convergence et de la vision binoculaire. Dans les observations qui suivent, j'ai déterminé les conditions de A 1 pour chaque œil séparément, comparant ensuite, quand la vision binoculaire était conservée, les deux champs de A 1 ainsi obtenus, avec l'A 1 mesurée binoculairement. Comme objets de fixation, je me suis servi de caractères diamants, ou des tables de Burchardt ou de Böttcher. L'objet de fixation et la tête étaient disposés, autant que cela pouvait s'effectuer sans appareils spéciaux, de manière que l'objet se maintînt à une distance et dans une position invariables du plan médian. Le choix fait des objets de fixation, expose à des erreurs, et les champs d'A 1 ainsi obtenus sont tous plus grands que le vrai. On doit ensuite, dans l'appréciation des champs obtenus pour chaque œil en particulier, faire la part des difficultés de maintenir une convergence exacte et uniforme des lignes visuelles. Pour quelques observations, recueillies il y a quelques années, j'ai transcrit les résultats tels que je les ai trouvés dans mes notes, exprimés avec les anciennes valeurs focales en pouces parisiens. Dans la plus grande partie des observations, les résultats des déterminations sont indiqués sans réduction de la valeur réelle de l'accommodation provoquée par les lentilles; dans ces observations, les chiffres $\pm$ indiquent simplement les lentilles trouvées compatibles avec l'A. exacte.

§ 1er Anisométropie.

a) Observation 1. — N. N. à treize ans, à la suite d'un coup sur l'arcade orbitaire supérieure gauche, souffrit pendant plusieurs mois de névralgies orbito-frontales du même côté. L'affaiblissement progressif de la vue, alors remarqué dans l'O. gauche, fut regardé comme une amblyopie consécutive au coup. Parmi les ascendants et collatéraux, la mère était myope (m = 1/20 O. O.); une sœur a aussi une myopie = 1/24 O. O.

En 1863 (29 ans) N. avait: à l'O. G. m. 1/13, à l'O. D. E.; V. supérieur à 1 dans O. O.

Depuis cette époque jusqu'en 1876, les conditions de la réfraction furent notées une ou plusieurs fois chaque année. Excepté de petites oscillations (en plus) tantôt dans un œil et tantôt dans l'autre, toujours de très brève durée, et par conséquent normales, l'état de R. ne varia jamais et se trouve maintenant à un degré et dans des conditions identiques. Les courbes de l'A1 de l'O. D. rappellent toujours, dans leur forme et leur disposition par rapport aux convergences, celles typiques de l'œil emmétrope (voy. au chap. I le diagramme de Donders); et les courbes de A1 de l'O. G. ne cessèrent jamais de ressembler à celles de l'œil myope. Avec les années P. s'abaissait, et en proportions sensiblement égales dans O. O.; mais dans le champ encore restant de l'accommodation, le champ de A1 pour chaque convergence et la relation entre la partie négative et la positive ne subissaient pas de variations. Le même degré de A1 négative et de A1 positive qui s'était, par ex., trouvé en 1863 à 8″, 12″, 16″,... se maintint pendant les dix années suivantes.

En 1875 P. de l'O. D. était à six pouces et demi et A_1 de ce même O. D. s'était un peu restreinte dans la partie positive, mais elle s'était conservée précisément égale à celle des années antécédentes, pour les distances plus grandes; ainsi encore au commencement de 1876.

Les observations ne se répétèrent plus jusqu'au mois de novembre 1882. P. de l'O. D. s'était porté à 12″, sans qu'on eût rien remarqué d'insolite dans l'exercice de la vision, et sans que se fût modifiée d'une manière sensible la distance pour la lecture, qui a toujours été et est encore entre 6″ et 8″ pour la lecture des caractères ordinaires, de 5″ 1/2-7″ pour la lecture des caractères diamants et de 8″-10″ pour l'écriture.

A toutes les distances dans lesquelles P_1 de l'O. D. (emmétrope) était encore compris dans les limites de la partie positive de l'A_1 de l'O. G. (myope), des lettres ou des petits points fixés binoculairement étaient vus très noirs, à contours très exacts, avec un contraste très accentué entre le noir et le fond blanc.

Quand, à une de ces distances, on couvrait ensuite l'O. emmétrope, les lettres, bien que vues distinctement, avec des contours exacts et une dimension apparemment égale, apparaissaient moins noires, plus délavées. En couvrant au contraire l'œil myope, les lettres ou points apparaissaient aussi plus pâles, à contours exacts, les lettres semblaient plus petites, mais aucune lentille ne rendait la vision plus nette; l'O. emmétrope n'était donc pas accommodé moins exactement que l'autre. Dans ce passage de la fixation binoculaire à la vision monoculaire, on ne pouvait pas constater de mouvements dans les yeux et on n'éprouvait pas de sensation de quelque effort que ce fût.

Lorsque, après avoir déterminé pour une distance donnée A_1 pour chaque œil séparément, on mesurait A_1 binoculaire, on trouvait que P_1 binoculaire correspondait (en apparence, comme nous le verrons plus loin) à P_1 de l'O. myope et que R_1 binoculaire correspondait à R_1 de l'O. emmétrope. Ce fait se notait pour toutes les distances où P1 de l'O. emmétrope se trouvait dans les limites de A1 de l'O. myope.

L'extension de A1 binoculaire paraissait par conséquent très grande et plus grande que A 1 monoculaire, et cela parce que, dans la fixation binoculaire, la partie positive de A 1 était trouvée égale à celle de l'O. myope, et la partie négative était égale à celle de l'O. emmétrope.

Mais en déterminant de cette manière l'A 1 binoculaire, on observait un phénomène caractéristique, qui fut le point de départ de quelques-unes des recherches suivantes. Quand, au moyen de lentilles négatives, graduellement plus fortes, on mesurait la partie positive de A 1 binoculaire, les points et lettres fixés, tout en restant très distincts, se faisaient plus pâles, moins noirs, dès que les lentilles employées nécessitaient une accommodation pour une distance plus petite que P 1 de l'O. emmétrope. Nous avons vu tout à l'heure que, dans la vision monoculaire, les objets de fixation étaient aussi vus moins noirs que dans l'exacte accommodation binoculaire. On doit en conséquence conclure que, en deçà de P 1 de l'O. emmétrope, restait la seule impression de l'O. myope.

En mesurant la partie négative, la même diminution de contraste se produisait lorsque les lentilles convexes employées réclamaient un relâchement d'accommodation que le seul O. emmétrope pouvait effectuer; au-delà de R 1 de l'O. myope restait la seule impression de l'O. emmétrope.

Dans cette partie positive de A 1 que pouvait obtenir le seul O. myope, les lettres conservaient à peu près la même dimension qu'elles avaient dans le champ binoculaire réel de A 1 ; elles se faisaient sensiblement plus petites dans cette partie de A 1 négative où restait la seule impression de l'O. emmétrope. J'ajouterai que, outre ce phénomène du contraste moindre des lettres, on n'éprouvait aucune autre impression particulière; le passage de l'impression binoculaire à l'impression monoculaire s'opérait sans effort et demeurait presque inaperçu, lorsqu'on n'observait pas attentivement le moment où la lettre devenait moins noire.

Au moyen des recherches effectuées par les procédés indiqués au § 4 du chap. 1, on trouva jusqu'en 1876 que l'O. éliminé s'accommodait identiquement comme l'O. de fixation. Dans les deux yeux la réfraction était de 1 D plus grande dans la ligne visuelle directe que dans l'axe oblique du méridien vertical, par lequel se formait la fausse image, y ayant toujours parfait équilibre, quel que fût l'O. de fixation. (L'expérience fut toujours faite à 9″ et avec un prisme vertical 10°.)

Dans les observations de l'année 1882, pendant laquelle P. de l'O. emmétrope se trouvait à 12″, il était encore possible à cette distance de 12″ de voir, durant de courts instants, les lettres plus noires avec la fixation binoculaire que dans la monoculaire; mais mes notes indiquent que le phénomène, peu apparent, laissait quelque doute.

Maintenant que P. de l'O. emmétrope est à 14″, la vision simple avec accommodation binoculaire exacte est naturellement impossible. Mais si dans la fixation à 9″, on met devant l'O. emmétrope une lentille + 3 D., les lettres apparaissent beaucoup plus noires; l'O. myope ne cesse pas d'être accommodé, ce que l'on démontre en couvrant l'O. emm. avec la main; les lettres ou les petits points vus avec le seul O. G. apparaissent moins noirs, plus petits, mais très distincts. — La dimension moindre des lettres vues avec le seul O. myope, dénote que l'impression de l'O. emmétrope, est la prédominante. Avec cette lentille + 3 D. devant l'emmétrope, la lecture peut être continuée pendant 10—15 minutes sans fatigue et sans que l'O. myope cesse d'être exactement accommodé. — Toute autre lentille que + 3 D., à la distance de 8″ à 10″, outre qu'elle rend beaucoup moins sensible le noircissement des lettres, est difficilement supportée et fatigue immédiatement les yeux. — L'état actuel de ce cas d'anisométropie et la possibilité de la correction du défaut de concordance de A1 entre les deux yeux, rappellerait, en la confirmant, l'observation de Kaiser [1].

[1] *A. f. O.* XIII. Abt. 2, p. 366.

J'ajouterai que, pour toutes les distances, il y avait équilibre musculaire parfait. L'équilibre était mesuré avec la modification décrite de l'expérience de de Græfe : en faisant fixer l'O. emmétrope de l'∞ à 13", et en faisant fixer l'O. myope en deçà de 13".

b) Dans les anisométropies causées par spasme d'accommodation dans un œil ou par myopie plus rapidement progressive dans un œil que dans l'autre, l'exacte accommodation binoculaire est aussi conservée pour les distances et dans les limites où les champs d'A1 des deux yeux se correspondent. Il est rare pourtant que, après un certain temps, l'impression d'un des deux yeux ne soit pas définitivement éliminée. En couvrant alternativement un œil, puis l'autre, on reconnaît que l'impression recueillie par un des deux yeux est tellement prédominante, qu'en y ajoutant l'impression de l'autre œil, on n'ajoute ni ne change rien à la première, bien que celle-là soit, elle aussi, une impression d'exacte accommodation. Pour les yeux d'une égale acuité visuelle, l'impression de l'O. plus réfringent prédomine pour les distances moindres, et pour les grandes distances, c'est l'impression de l'œil de moindre réfringence qui prédomine. Dans le plus grand nombre des cas d'anisométropie ancienne et stable, il n'y a plus, à aucune distance, d'accommodation simultanément égale des deux yeux. L'exemple suivant se rapporte à un jeune collègue.

Observation 2. (Recueillie par le docteur Gallenga). — D- A. R. Médecin militaire.

Le 14 mars 1884 :

O. D. V. 20/20 M. 0,25 D. Pp. à 12 cm.
O. G. V. 20/20 M. 3,50 D. Pp. à 10 cm.

Accommodation relative déterminée avec le N. III de l'échelle de Bœttcher.

A 10 cm.

O. D. A1 $\frac{-0{,}75\ D}{+7\ D}$ O. G. A1 $\frac{-1{,}25\ D}{+2{,}50\ D}$ A1 bin. $\frac{-1{,}50\ D}{+2{,}50\ D}$

A 18 cm.

O. D. A1 $\frac{-1{,}25\ D}{+3{,}50\ D}$ O. G. A1 $\frac{-1{,}75\ D}{+1{,}50\ D}$ A1 bin. $\frac{-1{,}75\ D}{+3\ D}$

Examen de l'équilibre fait à 25 cm. : — en fixant avec l'O. G. (et en plaçant un prisme vertical sur l'O. D. qui ainsi reste éliminé), défaut d'équilibre en divergence vaincu avec prisme 3° abd., dépassé avec prisme 4 abd.; en fixant au contraire avec l'O. D. (et en plaçant sur l'O. G. le prisme vertical) défaut d'équil. div. vaincu avec 2° abd.

Le 30 mars 1884 :

O. D. V. 20/20 Emm. app.
O. G. V. 20/20 M. 3,50 D.

Le défaut d'équilibre en divergence, mesuré à 25 cm., se trouve à peu près dans les mêmes conditions. Lorsque la fixation est confiée à l'O. D. le défaut d'équilibre divergent reste égal dans tous les mouvements de latéralité ; si la fixation est confiée à l'O. G., l'O. D. se met en léger strabisme externe, quand l'objet est éloigné jusqu'à 1 mètre.

Différence totale de réfraction entre les deux yeux : fixant O. G., prisme vertical à l'O. D., retard de R. dans l'O. D. = 1,25 D ; fixant O. D., prisme vertical O. G. retard de R. dans l'O. G. = 1 D.

Différence axiale entre la réfraction dans la ligne visuelle directe et la réfraction dans la ligne visuelle oblique : pour l'O. D. = 1,75 D : et pour l'O. G. = 1,50 D. (examens faits aussi à la distance de 25 cm).

Quels que fussent l'O. de fixation et l'O. éliminé, celui-ci s'accommode + de 0,50 de moins que l'O. de fixation. Le docteur A. ne peut effectuer une A simultanément égale des deux yeux, et il a la conscience de n'avoir pas la vision exacte binoculaire. (Voyez pour le complément de l'observation au chap. I, § 4° d.)

L'extension extraordinaire de A1 est certainement due en partie à la dimension de l'objet choisi pour la fixation. Dans les observations suivantes, et spécialement dans le § 5, nous aurons cependant l'occasion de constater à quel point peut s'accroître la partie négative de A1 dans les circonstances où il ne reste plus aucun lien de vision binoculaire. Il s'agit probablement d'un effet d'exercice, analogue à celui indiqué par Bisinger (voy. ch. 1, § 1 *c*).

Dans les anisométropies stables (c'est-à-dire non produites transitoirement par spasmes d'A.), on observe donc des cas dans lesquels il reste une A1 commune, avec parfaite vision binoculaire. Dans d'autres, probablement plus nombreux, il n'existe pas d'A1 égale et symétrique. l'A1 d'un O. se relève plus que celle de l'autre.

c) J'ai mentionné que dans un de ses sujets examinés, le docteur Bisinger avait trouvé des champs d'A1 exceptionnellement amples, et qu'il avait aussi remarqué la possibilité d'accroître, par l'exercice, les champs d'A1. Dans le même sujet examiné (doct. Schleich), s'était aussi trouvée une fusion relative très étendue (voy. chap. I, § 1 *c*). Græfe a fait observer combien il est facile de se tromper dans l'examen de la fusion, à cause de la disparition de l'impression d'une des deux images redoublées[1]. Nous avons vu combien il est facile aussi, dans l'examen de l'accommodation relative, que la vision cesse d'être binoculaire sans que l'examiné s'en aperçoive; et c'est spécialement dans les cas d'anisométropie légère (comme celle du docteur Schleich), avec spasme d'accommodation que cette circonstance s'observe plus communément. Il n'est peut-être pas impossible que dans quelques-unes des déterminations de Bisinger,

[1] *Kl. Monatsbl. f. Aug. Heilk.* pag. 225.

l'examiné ait pu, par moments et sans s'en apercevoir, fixer monoculairement au lieu de fixer binoculairement.

Reuss a observé que dans la détermination binoculaire de R. faite à distance, on trouve parfois une réfraction moindre que celle qui s'était trouvée dans les yeux examinés isolément[1]. Dans les anisométropies temporaires par cause de plésiopie, on observe assez fréquemment un fait analogue dans toutes les convergences; 1 : R1 binoculaire est trouvé moindre encore que 1 : R1 de l'O moins réfringent. — Dans des examens faits dans un but de statistique dans les écoles, avec mes collègues de l'hôpital ophthalmique, nous avons aussi trouvé, presque constamment, que R. binoculaire correspondait à R. de l'œil moins réfringent. Dans ces circonstances, on observe ordinairement que les lettres apparaissent plus pâles, bien que très distinctes encore, dès qu'on a dépassé la limite R. de l'O. plus réfringent. Quelquefois, pourtant, les lettres se maintiennent très noires, jusqu'au moment où elles cessent d'être vues distinctement; ce qui indiquerait que R. de l'O. apparemment plus réfractif, peut plus facilement relâcher son accommodation dans l'association binoculaire que dans son action isolée.

d) Dans une remarquable revue sur la myopie, Landolt[2] a noté que dans les applications plus communes de la vue (dans la lecture par ex.) les yeux ne se maintiennent pas constamment dans un état d'accommodation exacte; c'est seulement par intervalles, lorsqu'une observation plus attentive le demande, que l'A. se fait plus rigou-

[1] *A. f. O.* XXII, Abt. 1. pag. 253.

[2] *Archives d'Ophthalmologie*, janvier-février 1884. — *L'état actuel de la question de la myopie.*

reusement exacte. Il est très probable, comme le dit Landolt, que dans la lecture ordinaire l'A. ne se maintienne pas constamment en état d'accommodation exacte; mais le fait que les lettres apparaissent plus pâles dans la fixation binoculaire, opérée avec une moindre attention et plus noires dans une observation très attentive, dépend aussi de ce que dans la lecture, ordinairement latérale, un seul œil est exactement accommodé pour la distance. L'impression reçue par l'autre œil est en partie éliminée par le *sensorium*, de la manière indiquée dans l'observation première du présent paragraphe. En couvrant alternativement un œil, puis l'autre durant la lecture un peu inattentive, on peut facilement connaître que l'impression d'un œil prédomine sur celle de l'autre, lorsque le regard est tourné un peu sur le côté du plan médian. L'O. dont l'impression prédomine, paraît être le seul bien accommodé; l'impression de l'autre est moins exacte et son élimination enlève peu de chose à l'impression obtenue dans l'exercice binoculaire. — Lorsque, au contraire, la fixation est opérée attentivement, chaque œil paraît bien accommodé et quel que soit l'O. couvert avec la main, l'impression qui reste de la lettre est exacte, mais plus pâle, moins noire.

§ 2. Spasme d'accommodation.

Il y a une manifestation fréquente de spasme d'accommodation, appelée plésiopie, par Jæger[1], laquelle est

[1] Jæger, *Ueber die Einstellung des dioptr. Apparates im menschlichen Auge*, Wien 1861, pag. 195.

caractérisée par une augmentation passagère de la réfraction et qui s'observe spécialement après des efforts prolongés ou pénibles d'accommodation. En outre, beaucoup d'yeux (peut-être le plus grand nombre) sont trouvés moins réfringents dans l'examen ophthalmoscopique ou après l'action des mydriatiques, que dans l'examen optométrique subjectif. Ces formes de spasme, si leur degré n'est pas très élevé, sont considérées comme un fait physiologique. L'existence normale du spasme d'accommodation dans l'hypermétropie, résulte du diagramme même de Donders. De nombreuses recherches en ont démontré la fréquence et l'importance dans la myopie[1]. La plésiopie se rencontrerait à égale proportion dans toutes les classes (Reuss[2]). De beaucoup de statistiques et publications, il résulte que diverses circonstances, par ex., l'âge, la profession, les différents

[1] V. Mauthner, *Lehrbuch der Ophtalmoscopie*. — Jacobson, *A. f. O.* X, 2. — Alfred Græfe (Hagedorn), *Thèse de Halle*, 1872. — Schneller, *Archives d'Ophthalmologie*, IV, p. 40. — Schnabel, *A. f. O.* XX, 2. — Knapp, *A. f. Aug. Heilk.*, 1870; *Klin. Monatsbl.*, 1874; *A. f. Aug. Heilk.*, 1874. — V. Reuss, *A. f. O.* XXII. 1. — Hock, *Arch. d'Opht.* IV, p. 42. — Webster, *Arch. d'Opht.*, p. 43. — Stilling, *Klin. Monatsbl. f. Aug. Heilk.* XIII. — Albrecht, *Klin. Monatsbl. f. Aug. Heilk.*, 1882. — Dobrowolsky, *Klin. Monatsbl. f. Aug. Heilk.*, Beilageheft, 1868. — Shiess Gemuseus, *Beiträge zur Therapie der Myopie*. Basel, 1872. — Derby, *Arch. d'Opht.* IV., p. 45. — Hosch, *Arch. d'Opht.* IV, p. 43. — Thomson, *Arch. d'Opht.* IV, 43. — Schreder, Roosa, Chisolm, *Arch. d'Opht.* IV, 44-45. — Ély, *Arch. of. Opht.* IX. — Landolt, *Arch. d'Opht.* IV. — Reich, *A. f. O.* — Erismann, *A. f. O.* XVIII. — Dor, Koppe, Florschütz, Conrad, Cohn, Derby, Seggel, Ott, O. Becker, *Arch. d'Opht.* IV, p. 26-27. — Pflüger, *A. f. O.* XXII, 4. — Loring, Intern. Med. Congres, Philadelphia, 1877. — Carl Hinrinchsen, 1882. — Le doct. Landolt a donné une analyse de ces travaux dans les *Arch. d'Opht.* Paris 1884.

[2] *A f. O.* XXII, Ab. 1.

modes d'application de la vue, etc., influent plus particulièrement sur la production du spasme. Comme contribution à ces études, je mentionnerai les faits suivants observés dans des recherches statistiques sur la vision, recueillies, avec mes collègues de l'hôpital ophthalmique, dans plusieurs instituts d'éducation de notre ville[1]. Chaque série d'examens faits dans un institut, était contrôlée par un second groupe d'observateurs.

Observation 3. — Collège de jeunes gens de 13 à 19 ans, destiné à l'enseignement de divers métiers: typographes, relieurs de livres, lithographes, menuisiers et tourneurs en bois. — Deux heures par jour, environ, d'études classiques, les autres destinées au métier. Les jeunes gens appartiennent presque tous à la ville et territoire de Turin ou à des villes voisines. — 126 jeunes gens examinés, dont: 47 emm. dans O. O.; — 62 hypermetr., dont 2 avec M. 0,25 D. à l'O. D.; 17 M. dont 15 à degré égal (ou peu inégal) dans O. O., et 2 avec légère hypermét. dans un œil. 137 yeux furent examinés à l'ophthalmoscope et dans tous l'examen subjectif et l'examen ophthalmoscopique donnèrent des résultats identiques.

Observation 4. — Autre collège, également destiné à l'enseignement de métiers: lithographes, typographes, tourneurs en bois, en métaux, chapeliers. — Jeunes gens de 12 à 18 ans, en très grande partie de Turin. — 127 examinés, dont 4 M. (M. inférieure à 2 D.), 93 hyp. dans O. O.; 5 hyp. dans un O. et emm. dans l'autre; 25 emm. dans O. O. La majeure partie des hyperm. était égale dans O. O.; 27 furent examinés dans O. O. avec l'ophthalmoscope, dont deux seuls myopes à un degré léger et inégal d'O. O. furent trouvés avec réfraction moindre dans l'examen ophthalmoscopique que dans l'examen

[1] Docteurs F. Sperino, Baiardi, Albertotti, Falchi, Rey, Bono, Gonella, Tartuferi, Nota, Gallenga.

subjectif. — 20 autres examens subjectifs de contrôle, donnèrent des résultats identiques au premier dans 17, et une réfraction un peu plus grande (de 0,50 à 0,75) dans trois yeux légèrement myopes.

La différence de R. entre un O. et l'autre s'observa dans 31 cas.

Observation 5. — Autre institut, avec une section d'artisans (de 12 à 20 ans). — 186 examinés; — 19 E. dans O. O.; 155 hyp. dans O. O. pour la plus grande partie à degré égal de O. O.; 12 M. dont 3 supérieures à 2 D. — Jeunes gens de la ville ou provenant de la campagne. — Différence de R. d'un O. à l'autre, presque toujours légère, en 89 cas.

Observation 6. — Institution de jeunes filles orphelines. — 86 examinées de l'âge de 10 à 60 ans. — Travaux de femme, de couture, broderie, etc. — 2 E. dans O. O.; 3 E. dans l'O. G. avec hyp. légère dans l'autre; 73 hyp. pour la plupart de degré égal d'O. O.; 8 M., dont 5 supérieures à 2,75 D. — Dans 15 examinées avec l'ophthalmoscope, le résultat de l'examen fut identique avec celui de la recherche subjective.

En confrontant ces données avec les statistiques opérées chez des jeunes gens qui suivent les études classiques, nous voyons que l'application pour les professions ordinaires des artisans doit avoir bien peu d'influence sur l'accroissement de R. et ne provoque pas la crampe d'accommodation.

Observation 7. — Nous avons observé un fait analogue dans un institut d'écoles gymnasiales. — Les jeunes gens, de l'âge de 14 à 19 ans, proviennent presque exclusivement des classes agricoles et ont fait les études élémentaires dans les campagnes, sans discontinuer les travaux champêtres. Ils étaient, relativement aux natifs de la ville, beaucoup mieux et plus fortement conformés et développés. — Le cours gymnasial entier est parcouru en peu d'années (3-4). — En moyenne 4 heures de leçons par jour, durant lesquelles les jeunes gens n'ont l'occasion de lire ou d'écrire que pendant de courts instants et à intervalles; les travaux à faire dans les deux ou trois heures journalières d'études intercalées entre les leçons, consistent à apprendre par cœur, de courts fragments de grammaire, d'histoire ou de littérature, et à faire de petits thèmes ou versions exigeant l'usage de dictionnaires; rarement l'écolier a à écrire ou à lire longtemps, sans interruptions ou variations fréquentes dans le mode d'appliquer la vue. Les jeunes gens apprennent la musique et ne reçoivent qu'exceptionnellement des leçons de dessin. L'éclairage dans la plus grande partie des classes est très insuffisant, le jour des salles d'étude n'est pas bon. Les conditions de nourriture ne sont pas des meilleures et on a observé des cas fréquents d'héméralopie éphémère dans la saison du printemps, durant le carême.

Les examinés furent 281, parmi lesquels: 235 hyp. dans O. O. (de 0,25 à 2 D); 1 hyp. dans un O. avec emm. dans l'autre; 36 emm. dans O. O.; 2 M. dans un O. avec hyp. dans l'autre; 7 M. (dont 3 supérieures à 3,50 D.) dans O. O.

On doit probablement attribuer à une double circonstance, l'absence presque complète de myopie acquise dans ces écoles, malgré les conditions apparemment peu favorables dans lesquelles se trouvent ces écoliers. En premier lieu, les jeunes gens de cet institut commencent à s'adonner aux études classiques assidues, lorsqu'ils ont déjà acquis un bon et fort développement du corps. En second lieu, l'enseignement est donné de telle sorte que les yeux n'ont jamais à soutenir longtemps un même mode d'application de la vue; les interruptions et les variations dans la fixation sont très fréquentes durant toutes les phases du travail.

Toutes les observations qui précèdent ont été extraites par

le docteur Gonella (assistant dans la clinique) de nos statistiques générales.

Observation 8. — Dans deux sections d'un institut national d'éducation de jeunes filles de 12 à 18 ans, appartenant aux diverses provinces d'Italie, et dans l'une desquelles les élèves sont plus spécialement instruites dans les ouvrages de femme, nous avons noté un fait analogue. — Dans la section où la durée des travaux manuels était plus grande que le temps consacré aux études classiques, on ne trouva pas de différence entre les résultats des examens subjectifs de contrôle et les résultats obtenus deux semaines auparavant — Sur 28 élèves de l'autre section, dans laquelle la plus grande partie du temps est consacrée aux études classiques, 23 présentaient des variations en $\pm$ de réfraction dans un ou dans O. O.; cette variation de R. oscillait de 0,25 à 0,75 D. — En toutes ces 23 élèves, se trouvèrent de nouveau des variations de R. dans un troisième examen fait 15 jours plus tard. Chez presque toutes ces jeunes filles, la R. variait de hyp. 1,50 à M. 1,75; deux avaient M. supérieure à 2 D. dans O. O. et une souffrait d'asthénopie.

Il semble donc que la plésiopie est évitée, lorsque les études classiques sont alternées, dans une certaine proportion, avec les travaux manuels.

§ 3. Plésiopie dans le strabisme dynamique.

La plésiopie existe toujours dans le strabisme latent divergent, quand celui-ci s'associe aux troubles visuels de l'asthénopie. Dans les périodes dans lesquelles l'asthénopie se fait sentir d'une manière plus gênante, les variations de R. d'un examen à un autre pratiqué à peu de jours d'intervalle, sont toujours plus fréquentes que dans les périodes dans lesquelles, à raison du repos de la vue, de l'usage de prismes divergents, du raffermissement de la santé, etc..., l'asthénopie se fait moins sentir ou est plus tardivement provoquée par le travail. La plésiopie devient aussi beaucoup moins fréquente et peut disparaître complètement avec la cessation des souffrances asthénopiques.

Elle se manifeste, dans le même individu, maintenant dans un œil et successivement dans l'autre, et cette alternation fréquente du spasme d'un côté à l'autre la rend facilement observable et évidente, même dans ses degrés les plus faibles. Dans les individus chez lesquels la réfraction statique est (apparemment ou réellement) plus élevée dans un œil que dans l'autre (anisométropie) on observe la même alternation du spasme et parfois d'une manière très sensible.

D'un recueil de 277 cas d'asthénopie musculaire, (dont 14 avec un œil ou les deux hypermétropiques et les autres apparemment ou réellement myopiques d'un œil ou des deux yeux et à des degrés différents, non supérieurs pourtant à 7 D.), j'en trouve 133 (tous avec asthénopie gênante) qui furent examinés de 3 à 7 fois dans le cours de deux mois. Dans aucun d'eux, l'examen optométrique subjectif ne donna des résultats égaux dans les déterminations effectuées. Dans 4, examinés trois fois, je trouvai diminution ou accroissement de R. toujours égal pour les O. O.; dans les autres, le spasme fut plus manifeste alternativement dans un œil, puis dans l'autre, et souvent cette alternation du spasme d'un côté à l'autre se remarqua dans chaque examen successif; parmi ceux-ci se trouvent les 14 cas d'hypermétropie.

Dans les autres 144, examinés deux fois dans l'espace de 1-14 mois, j'en trouve un peu moins de la moitié avec variations de R. dans un seul œil ou dans les deux à degré égal ou inégal, et dans 10 autres, augmentation de R. dans un œil avec diminution correspondante dans l'autre.

Dans ce recueil, j'avais exclu, outre les myopies supérieures à 7 D., les cas dans lesquels le V. était, par effet d'astigmatisme ou d'altérations oculaires, inférieur à 1; en y maintenant cependant les cas dans lesquels V., sensiblement diminué durant la période de spasme, était redevenu = 1, après sa diminution ou disparition. Dans le petit nombre de cas dans lesquels, outre la ténotomie des muscles droits externes, je dus corriger l'astigmatisme (7 myopes avec astigmatisme M.), la plésiopie alternante était très manifeste, pas plus élevée pourtant que dans la moyenne des autres observations, l'augmentation ou la diminution de R. était sensiblement égale dans les deux méridiens principaux, dont la direction ne variait pas. La cure accomplie, on nota cependant dans deux cas, un changement de quelques degrés dans la direction des méridiens principaux et une sensible augmentation du degré d'astigmatisme, avec diminution de la myopie générale.

Dans le plus grand nombre des cas, ce spasme alternant varie de 0,25 D. à 1,25 D.; plus communément de 0,50 à 1 D. S'il ne dépasse pas 0,75 D., nous le voyons le plus souvent disparaître tout à coup ou graduellement dans les examens successifs. S'il est supérieur, le retour à la réfraction primitive est plus tardif et peut être incomplet. Une augmentation subite et très forte de R. (je n'en ai jamais vu dépasser 2,25 D.) peut diminuer rapidement, mais ne disparaît presque jamais sans une cure spéciale (évacuations répétées de l'humeur aqueuse[1], repos absolu et prolongé de la vue, soins internes, prismes, ténotomie, etc.). La crampe de A. est alors presque toujours associée à une diminution du V, qui pourtant peut redevenir complet avant la disparition de la crampe. On observe aussi, quelquefois, une diminution passagère de V. dans les spasmes légers et moins persistants.

Quand le spasme s'est développé récemment et que le sujet se plaint de souffrir plus que d'habitude de troubles asthénopiques, ou bien lorsque l'asthénopie a été provoquée à dessein, par ex., par l'application forcée de la vue sur des objets excessivement petits, les résultats qu'on obtient dans les déterminations de A1, binoculaire dans les diverses convergences, sont très disparates. Tantôt les deux parties, négative et positive de A., paraissent très limitées, tantôt semble plus étendue la partie négative ou vice versa la positive. Chaque détermination successive faite dans une même séance conduit, durant la manifestation asthénopique, à des résultats contradictoires et en apparence inconcluants. Les examens de A1 faits séparément pour un œil, et puis pour l'autre donnent au contraire des résultats plus facilement précisables et concordants; les sujets observés sentent beaucoup moins la gène ou souffrance qu'ils éprouvaient durant l'examen binoculaire. Dans l'œil où le spasme

[1] J'ai déjà publié en 1866 des observations recueillies dans la clinique du prof. Sperino, qui démontrent la très rapide disparition de la crampe d'accommodation après quelques évacuations de l'humeur aqueuse. (*Annotations sur la myopie. Thèse de concours à l'agrégation,* avril 1866). D'autres, depuis cette époque, ont également constaté ce fait; mais je ne crois pas qu'aucun ait, antérieurement, appliqué l'usage des paracentèses de la chambre antérieure dans ce but.

s'est développé récemment, la partie négative de A1 se trouve, pour toutes les convergences, plus limitée que dans les examens antécédents. La partie positive, au contraire, n'a pas subi de changements, ou si elle semble d'abord un peu plus restreinte, il est ensuite facile au malade de vaincre, sans grande difficulté, le même verre divergent que dans les examens antérieurs. Quand le spasme ne s'est manifesté que dans un œil, l'autre peut trouver, tout d'abord, quelque difficulté à atteindre ses limites de A1; il y arrive pourtant toujours, après quelques essais et un peu d'attention. Si le spasme s'est développé en même temps dans les deux yeux, mais a degré inégal, on trouve aussi, dans toutes les convergences que la diminution de la partie négative de A1, s'est accentuée davantage dans l'œil où la plésiopie s'est manifestée à un degré plus élevé.

L'examen de l'A1 binoculaire est plus facile et donne des résultats précis et concordants, les jours où l'application de la vue fait éprouver une moindre fatigue aux malades. Lorsque les yeux sont assez reposés pour supporter sans fatigue des examens minutieux de l'A1, nous pouvons presque toujours constater le phénomène décrit au § 1 (anisométropie) du changement d'apparence des lettres ou petits points, quand les limites d'A1 sont dépassées. Alors aussi on peut reconnaître que, au delà de R1 de l'œil plus réfractif, les lettres deviennent moins noires, bien qu'également distinctes, parce qu'il ne reste plus que l'impression dominante de l'O. moins réfractif.

Pour déterminer l'effet du spasme d'accommodation sur l'A1 des diverses convergences, il convient donc de le rechercher séparément pour chaque œil. Dans le moment de l'asthénopie, l'exercice de l'accommodation relative binoculaire est presque empêché et désordonné; dans les moments de repos oculaire, la détermination donne la totalité de l'A1 des deux yeux, et une limitation de A1 dans un œil est cachée par la plus grande ampleur dont jouit l'autre.

Je choisis trois exemples de déterminations prises dans des individus qui souffraient d'asthénopie musculaire et sur lesquels fut pratiquée la ténotomie des muscles droits. Dans les diagrammes qui se rapportent à la première observation, déjà très ancienne, les déterminations sont réduites en valeurs réelles d'accommodation. Dans les observations suivantes, les chiffres, sur et sous la diagonale, indiquent simplement la valeur des lentilles employées dans les recherches.

Observation 9. — Étudiant en mathématiques, de 19 ans. Troubles d'asthénopie depuis plusieurs années, très gênants depuis un an. Les conditions de la R. et de l'A1 pour l'O. G. sont indiquées par les lignes pointillées, celles de l'O. D., par les lignes pleines du diagramme représenté dans les figures, 2, 3, 4, 5, L'examen de l'équilibre, fait à 25 cm. et en fixant avec l'O. D. indiquait un défaut d'équilibre en divergence = 14°; quand on faisait fixer l'O. G. le défaut d'équilibre divergent était trouvé seulement de = 8°. A 20' l'abd. facultative était de 14° lorsqu'on mettait le prisme abd. devant l'O. D., et seulement de 10° quand on mettait le prisme abd. devant l'O. G. = Le diagr., fig. 2, représente une détermination prise le 28/2 1874.

La 2me observation prise le 11/3 1874, est représentée par le diagramme, fig. 3. Les deux yeux ont changé de R.; l'O. D. est devenu le plus réfringent. = Dans l'examen de l'équilibre à 8'', je trouvai défaut d'équilibre diverg. = 8° quand fixait l'O. D. plus réfringent, et défaut d'équilibre divergent = 11° quand fixait l'O. G. — Abd. facultative de 6° seulement à 20'.

Exercices avec prismes divergents obtinrent, après quelques

jours, une abd. facult. de 15 degrés à 16′. — Ténotomie du D. externe gauche et quelques jours après, ténotomie du D. externe droit; cette 2me opération fut suivie de diplopie au delà de 12″, laquelle disparut en moins d'une semaine.

Après ces opérations, les observations tentées à plusieurs reprises pour déterminer A 1, furent presque impossibles, à cause de la fatigue éprouvée par le malade et des résultats indécis et disparates qu'on obtenait. = Le 22, 4, 1874, on obtint les résultats indiqués dans le diagramme de la figure 4. Les annotations de l'observation indiquent que les résultats sont plus certains. — Abd. facult. à 20′ = 9°; l'examen du défaut d'équilibre fait à 10″ indiquait un défaut d'équilibre diverg. = 15°, quand le malade fixait avec l'O. G., et un défaut d'équilibre diverg. = 11°; quand fixait l'O. D.

Dix mois plus tard, on obtint les résultats indiqués dans le diagramme de la fig. 5. Les deux champs de A1 se correspondent parfaitement. = Abd. facult. à 20′ = 9°. L'examen de l'équilibre à 8″ indiquait un défaut d'équilibre en divergence = 8°, soit quand fixait l'O. D., soit quand fixait l'O. G. — Les troubles d'asthénopie, très forts jusqu'au mois de septembre, avaient ensuite disparu graduellement; le jeune homme avait suspendu ses études et s'était rendu à la campagne. A la mi-octobre il avait repris ses occupations qu'il continua ne ressentant, depuis cette époque, que de rares et légères fatigues dans l'application de la vue.

Observation 10. — Avocat O., 27 ans, souffre d'asthénopie depuis environ 1 an et demi, avec fréquentes hypérémies de la conjonctive.

Le 8 novembre 1883, on trouve

O. D. V. $\frac{20}{20}$, M. 1,50 D. lit le III Bœttcher de 8 à 32 cm.

O. G. V. $\frac{20}{20}$, M. 2,50, lit le III Bœttcher de 10 à 30 cm.

Accommodation relative à 18 cm.

$$\text{O. D. A}_1 \ \frac{-2{,}25\ \text{D}}{+0{,}75\ \text{D}} \qquad \text{O. G. A}_1 \ \frac{-2\ \text{D}}{+1\ \text{D}}$$

et après quelques minutes

$$\text{O. D. A}_1 \ \frac{-2{,}25\ \text{D}}{+1\ \text{D}} \qquad \text{O. G. A}_1 \ \frac{-2\ \text{D}}{+0{,}75\ \text{D}}$$

A 18 cm., défaut d'équilibre en divergence (prisme 8° à base inférieure sur l'O. D., fixant O. G.), vaincu avec prisme 4° abd., et puis 5°, et puis de nouveau avec 4° abd. — Identique résultat fixant O. D., prisme vertical sur l'O. G. — A 6 mètres, défaut d'équilibre en divergence vaincu avec prisme 2° abd. et puis avec 3° abd. fixant O. D. (prisme vertical sur O. G.). — A 6 mètres défaut d'équilibre en divergence vaincu aussi avec 2° abd., fixant O. G. (prisme vertical sur l'O. D.). — A 6 mètres abd. facultative = 6°, puis 8° et puis seulement 7°.

Le 9 novembre on trouve à 17 cm. défaut d'équilibre en divergence un peu indécis (vaincu avec 7°, 8° abd.) ; puis se reproduit diplopie croisée, vaincue avec 10-11° abd., et se maintient l'équilibre avec 16° abd.

A 6 mètres vaincu seulement 6 ou 7 abd.

L'insuffisance est très marquée ; en couvrant un O. avec la main, l'O. couvert se met en strabisme divergent. Les yeux sont un peu saillants. Il dit qu'il n'a jamais pu s'appliquer beaucoup sans épouver de la fatigue et de la gêne dans les yeux. Il a souffert et il souffre toujours de conjonctivite légère.

On lui conseille l'usage de lentilles prismatiques 3° abd. pour travail.

Le 23 novembre 1883 :

A 6 mètres abd. facultative 6°+9°.

Avec caractères diamants à la distance choisie de 18 cm.

$$\text{A}_1\ \text{bin.}\ \frac{-2{,}50\ \text{D}}{+2{,}25\ \text{D}}$$

Le 8 décembre 1883.

O. D. V. 20/20 M. 1,25 D. lit le III Bœttcher de 8 à 32 cm.
O. G. V. 20/20 M. 1,75 D. lit le III Bœttcher de 8 à 32 cm.
Accommodation relative à 18 cm.

$$\text{O. D.}\ \frac{-2{,}50\ \text{D}}{+1{,}25\ \text{D}} \quad \text{O. G.}\ \frac{-2\ \text{D}}{+1\ \text{D}} \quad \text{A}_1\ \text{bin.}\ \frac{-2{,}50}{+1\ \text{D}}$$

A 18 cm. défaut d'équilibre en divergence (fixant O. D. prisme vertical O. G.), vaincu apparemment avec 5°, puis avec 6° et puis avec 8° abd. ; et fixant O .G. (prisme vertical à l'O. D.), défaut d'équilibre vaincu apparemment avec 5°, et puis avec 6° abd. Toutefois il est à noter que, un peu plus tard, on trouve à 21 cm. pour O. O. défaut d'équilibre divergent oscillant, non dépassé encore avec 16° abd.

A 6 mètres, défaut d'équilibre en divergence vaincu avec 2° abd., dépassé avec 3° abd., tant fixant l'O. D. que l'O. G.

A 6 mètres abduction facultative 10° pour O. O. L'œil qui ne fixe pas dévie à l'externe.

Le 11 décembre 1883 :

A_1 bin. $\frac{-2{,}50}{+1{,}50}$ à 18 cm. (depuis quelques jours n'a lu que très peu).

Le 12 décembre 1883, ténotomie du muscle droit externe à droite. Après deux jours on trouve diplopie homonyme sur le coté droit et de front, à peine au-delà de 20 cm.

Le 18 décembre 1883 :

O. D. V. 20/20 M. 1,25 lit le III Bœttcher à 9 et 30 cm.
O. G. V. 20/20 M. 1,75 D. lit le III Bœttcher à 9 et 34 cm.

Accommodation relative à 18 cm. déterminée avec le N. III Bœttcher.

$$\text{O.D. A}_1\ \frac{-2\ \text{D}}{+1{,}75\ \text{D}} \quad \text{O.G. A}_1\ \frac{-1{,}75\ \text{D}}{+2{,}25\ \text{D}} \quad \text{A}_1\ \text{bin.}\ \frac{-2\ \text{D}}{+1{,}75\ \text{D}}$$

Champ de regard : O. D. à l'externe a 75°, à l'interne 55°, en haut 70°, en bas 65° ; O. G. à l'externe 85°, à l'interne 55°, en haut 70°, en bas 65°. Dans les autres directions intermédiaires, excursion proportionnelle.

Expérience selon la méthode indiquée au chap. I, § 4 *a*, *b*, faite dans la fixation à 18 cm.

Faisant fixer avec l'O. G. (lequel s'accommode pour les petits points) et éliminant l'œil droit avec prisme vertical 8°, l'image fausse (de l'O. D.) devient plus nette avec + 1 D., moins avec + 0,75, ou avec + 1,25; mettant + 1 D., à l'œil gauche il faut + 2 D. à l'O. D. Le rapport de 1 D. est constant jusqu'à 2.50 D. O. G., et 2,50 O. D. ; plus au-delà résultats incertains. Fixant avec l'O. D. et éliminé l'O. G., avec prisme vertical, l'image fausse (de l'O. G.) devient nette avec + 1 D. ou avec + 0,75, et le rapport de 0,75 D. ou de 1 D. reste constant tant que la lentille choisie pour l'O. D. ne dépasse pas 2 D. ; quand l'O. D. fixe avec + 2 D., l'image de l'O. G. devient claire avec + 2,75 ou 3 D. ; plus au-delà les résultats sont incertains.

A 18 cm., défaut d'équilibre en divergence (prisme vertical à l'O. G., fixant O. D.), vaincu avec 2°—3° abd. et dépassé momentanément avec 8° ou 6° abd.

A 6 mètres, défaut d'équilibre en convergence dépassé avec 2 add. A 5 mètres et $^1/_2$, abduction facultative O. O. seulement de 6 degrés.

Le 22 décembre 1883 :

A 5 mètres et $^1/_2$, abduction facultative seulement de 6 degrés, toutefois avec des résultats très variables ; avec prisme 3° abd. sur O. O., on a vision tantôt simple tantôt double.

Le 29 décembre 1883 :

O. D. V. 20/20 M. 1.50 D. lit le III Bœttcher à 9 et 33 cm.

O. G. V. 22/20 M. 1 D. lit III Bœttcher à 9 et 32 cm.

Accommodation relative à 18 cm.

$$\text{O. D. A}_1 \frac{-2\,\text{D}}{+1{,}50} \qquad \text{O. G. A}_1 \frac{-1{,}75\,\text{D}}{+1{,}25\,\text{D}} \qquad \text{A}_1 \text{ bin. } \frac{-2\,\text{D}}{+1{,}50\,\text{D}}$$

A 25 cm. défaut d'équilibre en divergence vaincu avec prisme 4° abd., fixant soit O. D. soit O. G.

A 6 mètres défaut d'équilibre en convergence (fixant soit O. D. soit O. G.) vaincu avec 3° add. et puis avec 2° add.

Le 5 janvier 1884:

O. D. V. 20/20 M. 1,25 lit le III Bœttcher à 9 et 35 cm.
O. G. V. 20/20 M. 0,75 D. lit le III Bœttcher à 9 et 35 cm.

Accommodation relative,

à 12 cm.

O. D. $A_1 \frac{-1\,D}{+3\,D}$ O. G. $A_1 \frac{-0{,}75}{+2{,}75\,D}$ A_1 bin. $\frac{1\,D}{+2{,}75}$

à 18 cm.

O. D. $A_1 \frac{-2{,}25\,D}{+1{,}50\,D}$ O. G. $A_1 \frac{-2\,D}{+1{,}75\,D}$ A_1 bin. $\frac{-2{,}25\,D}{+1{,}75\,D}$

à 30 cm.

O. D. $A_1 \frac{-2{,}75\,D}{+1{,}25\,D}$ O. G. $\frac{-2{,}50}{+1{,}25\,D}$ A_1 bin. $\frac{-2{,}75\,D}{+1{,}25\,D}$

Examen de l'équilibre: prisme vertical sur l'O. D. fixant O. G, à 18 cm., défaut d'équilibre en divergence vaincu avec prisme abd. 2 et puis 3, et dépassé avec 5 abd.; fixant O. D. (prisme vertical O. G.), défaut d'équilibre en divergence vaincu avec 2—3 abd., et dépassé avec 4 abd. A 6 mètres il y a défaut d'équilibre en divergence, qui toutefois est dépassé de suite avec 2 abd.

Le 10 mars:

O. D. V. 23/20 M. 1 D.
O. G. V. 23/20 M. 0,75 D.

Accommodation relative,

à 10 cm.

O. D. $A_1 \frac{-0{,}75\,D}{+2{,}75\,D}$ O. G. $A_1 \frac{-0{,}75\,D}{+2{,}75\,D}$ A_1 bin. $\frac{-0{,}75\,D}{+2{,}75\,D}$

à 15 cm.

O. D. $A_1 \frac{-1{,}50\,D}{+2{,}50\,D}$ O. G. $A_1 \frac{-1{,}50\,D}{+2{,}50\,D}$ A_1 bin. $\frac{-1{,}50\,D}{+2{,}50\,D}$

à 20 cm.

$$\text{O.D. A}_1 \frac{-3\,D}{+1{,}75\,D} \quad \text{O.G. A}_1 \frac{-3\,D}{+1{,}75\,D} \quad \text{A}_1 \text{ bin.} \frac{-3\,D}{+1{,}75\,D}$$

à 26 cm.

$$\text{O.D. A}_1 \frac{-3{,}50\,D}{+1{,}25\,D} \quad \text{O.G. A}_1 \frac{-3{,}50\,D}{+1{,}50\,D} \quad \text{A}_1 \text{ bin.} \frac{-3{,}50\,D}{+1{,}25\,D}$$

Avec l'expérience de Græfe, défaut d'équilibre en divergence à 25 cm., vaincu avec 4 abd., fixant tant O. D. que O. G.

Observation II. — Demoiselle, de 19 ans, non encore réglée, mais forte et sans signes de chlorose. Arrêt de développement dans les formes, lesquelles ont pris un aspect un peu masculin, barbe au visage de couleur blonde (comme ses frères), poils abondants sur la poitrine, nez à base large, bouche large. Un de ses frères a un spasme clonique des muscles de la face.

La malade souffre d'asthénopie très gênante, parfois douloureuse, depuis plusieurs années, et plus particulièrement depuis deux ans; l'usage de lentilles + 1 D. pour la lecture, n'avait apporté aucun soulagement.

O. O. V. = 20/20; O. D. M. = 0,50 D., O. G. M. = 1.50; O. O. astigmatisme myop. léger = 0,50 du méridien horizontal — O. O. C. V. normal; dans O. O. l'excursion des yeux est ample et facile en haut, en bas, à l'externe, à l'interne, l'excursion ne dépasse presque pas 50°, dans O. O.

A 6 mètres on trouve défaut d'équilibre en convergence (déterminé avec la fixation d'une petite lumière), de 15°. Le résultat de l'examen est sensiblement égal, quel que soit l'O. chargé de la fixation, et on l'obtient d'une manière précise sans difficulté. A la même distance on trouve abd. facultative = 15° environ; les résultats de l'examen sont oscillants, l'abd. facultative = 15° est le degré maximum obtenu.

A 14 cm., distance choisie par la malade pour la lecture de caractères diamants, on trouve :

$$\text{à 14 cm. A}_1 \text{ binoculaire} = \frac{}{+5\,D}$$

Trois jours après on trouva :

à 14 cm. A1 binoculaire $\frac{-1,5}{+1,25}$

A 6 mètres défaut d'équilibre conv. = 11°, divergence facultative = 11°. A 14 cm. fixant avec l'O. D., on trouva d'abord défaut d'équilibre diverg. vaincu avec 10°, puis on obtint des résultats très variables avec prismes plus forts (de 10° à 27°); faisant accommoder plus exactement l'O. D., défaut d'équilibre diverg. = 14° ; faisant fixer l'O. G. résultat égal. Dans la vision au-delà de 28 cm. un des yeux se met en léger strabisme externe.

Un autre examen fait 5 jours après, indique :

à 17 cm. A1 binoculaire = $\frac{-0,50}{+4}$

le jour suivant on trouva :

à 17 cm. A1 binoculaire — $\frac{-0,75}{+2,75}$

Dans le premier de ces deux examens, on avait trouvé à 17 cm., défaut d'équilibre, diverg. = 12° ; dans le second, défaut d'équilibre diverg. = 10°. L'abd. facultative à 6 mètres fut trouvée tantôt = 15°, tantôt = 11°.

Le degré de M. fut aussi trouvé légèrement oscillant, tantôt en plus tantôt en moins, dans O. O. La M. ne descendit pourtant jamais au-dessous du degré trouvé dans notre premier examen.

Ténotomie du D. E. gauche ; après l'opération reste une légère diplopie croisée et invariable dans les distances supérieures à 1,50 M., laquelle disparut le jour suivant. Après 10 jours on trouva, à 7 mètres, divergence facultative = 18° ; à 14 cm. défaut d'équilibre en divergence = 14°.

à 14 cm. A1 binoculaire est déterminée avec $\frac{-0,75}{+3,50}$

Après deux autres jours on trouve :

à 16 cm. A1 O. D. $\frac{-0,75}{+3,50}$ O. G. $\frac{-0,75}{+2}$ A1 bin. $\frac{-0,75}{+3,50}$

A la même distance on trouve défaut d'équilibre en divergence = 16°, soit que fixât l'O. D. ou l'O. G.

Les troubles asthénopiques continuant malgré l'usage continué de lentilles + 1 D., et tenant compte de l'abd. facultative au lointain, on pratiqua la ténotomie du D. externe D. Trois jours après persistait encore diplopie homonyme au-delà de 2 mètres ; et jusqu'à 6 mètres la fusion des deux images était rendue très difficile.

La vision stéréoscopique binoculaire jusqu'alors parfaite, était devenue presque impossible après cette seconde opération.

à 14 cm. A 1	O. D.	O. G.	bin.
	+ 1,25	+ 4,50	+ 5,50
	+ 5,50		

A cette distance de 14 cm., défaut d'équilibre en convergence = 6° fixant avec l'O. G., et équilibre fixant avec l'O. D., lequel ne pouvait s'accommoder exactement pour les petits points.

O. D. hyp. 0,50, V. 20/30 : O. G. M. 1 D., V. = 20/20.

Dans un examen fait quelques jours après, on trouva persistante la diplopie au-delà de 2 mètres.

à 16 cm A 1	O. D.
	+ 2
	+ 5,5

Neuf jours après la seconde ténotomie on trouva persistance de la diplopie homonyme au-delà de 2 mètres; dans l'examen de l'équilibre à 18 cm., défaut d'équilibre en convergence = 12° dans la fixation avec l'O. D., défaut d'équilibre en convergence = 10° dans la fixation avec l'O. G. — O. D. Emm., dans O. G. M. 1 D.

à 18 cm. A 1 =	O. D.	A 1 bin.	O. G.
	+ 1	+ 0,75	+ 0,75
	+ 4,50	+ 4,50	+ 4

La vision stéréoscopique binoculaire s'effectue incomplètement et avec une très grande difficulté.

On pratiqua l'avancement du tendon du D. E. droit. Le tendon, détaché de son intersection, fut porté et maintenu plus près de la cornée, au moyen d'une suture établie entre le muscle et la conjonctive sur et sous cornéale.

Après 12 jours, la diplopie était tout à fait disparue dans toutes les distances; l'O.D. avait M. 0,25 D. et l'O. G. M. 1,50 D., V. = 20/20 O. O.

$$\begin{array}{lccc} & \text{O. D.} & \text{A 1 bin.} & \text{O. G.} \\ \text{à 18 cm. A 1} & \frac{-0,25}{+3,75} & \frac{-0,25}{+4} & \frac{-0,25}{+4} \end{array}$$

et après des exercices stéréoscopiques prolongés

$$\text{à 18 cm. A 1} = \frac{\text{O. D.}}{\begin{array}{c}+2,75\\+4\end{array}} \quad \frac{\text{O. G.}}{+4}$$

Quelques jours plus tard on trouva O. D. Hyp 0,50, O. G. M. 1,25 D.

$$\text{à 7 M. A 1 O. D.} \frac{}{\begin{array}{c}+0,25\\+0,50\end{array}}$$

$$\text{à 18 cm. A 1 O. D.} \frac{}{+2} \quad \frac{\text{bin.}}{+2,50} \quad \frac{\text{O. G.}}{+2,50}$$

Depuis cette époque les souffrances asthénopiques décrurent rapidement pour disparaître complètement en moins de cinq semaines.

La lecture prolongée s'effectue, avec égale facilité, sans lentilles ou avec les lunettes + 1 D. La perception stéréoscopique binoculaire est prompte, facile et ne provoque pas de fatigue. — O. D. Hyp. = 0,50, O. G. M. = 1,75 — A. 25 cm. et à 35 cm. défaut d'équilibre en convergence = 5°, soit quand la fixation est confiée à l'O. D., soit quand on fait fixer l'O. G.

$$\text{à 15 cm. A 1} = \text{O. D.} \frac{-0,25}{+5} \quad \text{O. G.} \frac{-0,25}{+3,50}$$

$$\text{à 20 cm. A 1} = \text{O. D.} \frac{-0,75}{+3,50} \quad \text{O. G.} \frac{-0,75}{+2,25}$$

c'est la distance choisie par la malade pour la lecture.

$$\text{à 30 cm. A 1} = \text{O. D.} \frac{-0,75}{+2,75} \quad \text{O. G.} \frac{-1,25}{+1,25}$$

Dans son ouvrage sur les *Anomalies de la réfraction*, Donders rapporte une observation qui a beaucoup d'analogie avec la précédente. Il avait déconseillé la ténotomie du D externe en prévision de ces mêmes inconvénients que nous trouvons vérifiés dans le cas présent[1].

A la suite de la ténotomie des muscles droits externes s'accroît d'abord la partie négative, puis diminue la partie positive de A1. La diplopie, par production de strabisme interne, survient aussitôt que P1 s'est abaissé au delà du point de fixation.

§ 4. A1 Dans le strabisme convergent.

Dans la plus grande partie des cas de strabisme convergent on peut noter les faits suivants: — 1° L'œil qui a l'habitude de fixer met en acte la plus grande partie, sinon la totalité de son A1. — 2° L'œil qui n'a pas l'habitude de fixer (l'O. strabique à l'état permanent) a, pour toutes les convergences, un champ de A1 qui n'est pas moindre que celui de l'autre œil, mais les champs A1 sont déplacés de telle sorte qu'ils se trouvent, même pour les convergences moindres, entièrement au-dessous de la ligne de convergence. Pour toutes les convergences, P1 se trouve au delà du point de fixation. C'est probablement cette circonstance qui a fait croire à quelques-uns que l'A. est abolie dans l'œil strabique. Avec l'exercice prolongé, le champ de A1

[1] Donders, *Anomalies de la Réfraction, etc.*, § XXIII. Observ. 6e.

peut se relever de telle sorte que P 1 arrive à correspondre au point de fixation et même à le dépasser sensiblement. — 3° Dans le strabisme indifféremment alternatif, on peut constater un fait analogue. Lorsque la fixation a été confiée exclusivement à un œil pendant un temps un peu long, et que l'on confie ensuite brusquement la fixation à l'autre œil, celui-ci se trouve tout d'abord dans les conditions de l'œil strabique à l'état permanent. L'A 1 de l'œil qui a été éliminé pour quelque temps de la fixation, se trouve déplacée presque entièrement au delà des lignes de convergence; mais un court exercice suffit, dans ces cas, pour ramener les champs de A 1 dans leurs positions primitives. — 4° La ténotomie d'un muscle droit interne a pour effet de relever l'A 1 dans les deux yeux. L'influence de la ténotomie du D. interne sur l'A 1 est donc opposée à celle de la ténotomie ou de la parésie du muscle droit externe. — 5° La correction d'un strabisme interne au moyen de la ténotomie est proportionnelle au relèvement de l'A 1. La correction n'est complète et définitive que lorsque les champs de A 1 se sont relevés assez dans O. O. pour qu'ils puissent simultanément s'adapter avec exactitude pour les diverses distances.

Observation 12. — Jeune homme de 22 ans: strabisme convergent d'enfance. O. D. V. = 20/20, Hyp. apparente 0,50; O. G. V. = 20/40, Hyp. app. 0.75 — De 14 à 32 cm. l'O. D. lit couramment 1 Jæger; l'O. G. ne lit que 2 j. de 15—23 cm.; et pour ce motif, dans la lecture ou dans la fixation sur des objets petits, en deça de 30 cm., le strabisme se manifeste toujours dans l'œil gauche; dans le regard vague ou dans les fixations au loin d'objets relativement grands, le strabisme est alternant, toutefois avec prédominance de la manifestation strabique à l'O. G. — A 30 cm.: l'angle du strabisme de l'O. G. = 22°. —

O. D. angle $a = 6°$. O. G. angle $a = 2°$. Le point P. avec le fil de l'optomètre est dans l'O. D. à 10 cm., et à l'O. G., après des efforts et des tâtonnements préliminaires le point P est trouvé à 19 cm. Dans l'un et l'autre œil : l'excursion à l'externe sur le plan horizontal = 80° ; l'excursion à l'interne = 50° ; — dans le regard oblique en bas, à l'interne l'excursion est dans les deux yeux = 40° — C. V. un peu restreint à l'interne dans O. O.

A1 fut déterminée dans les distances suivantes, au moyen des petits points photographiés de l'échelle de Bœttcher :

à 10 cm. — O. D. $\frac{-0,25}{+5}$ O. G. $\overline{+1,25}$
$+5$

à 15 cm. — O. D. $\frac{-0,5}{+2,75}$ O. G. $\overline{+1}$
$+3,5$

à 20 cm. — O. D. $\frac{-0,75}{+1,75}$ O. G. $\overline{+1,25}$
$+2,50$

à 30 cm. — O. D. $\frac{-1,25}{+1,50}$ O. G. $\overline{+2,25}$
incertain.

On ordonne des lunettes + 0.75, puis on pratique la ténotomie du D. interne gauche ; neuf jours après, la cicatrisation de la plaie était parfaite et il ne restait plus d'irritation oculaire.

Le strabisme paraît exactement corrigé dans l'acte de la lecture qui pourtant s'effectue avec le seul O. D. Dans le regard au lointain, on ne surprend pas de déviation strabique. On ne peut obtenir la vision stéréoscopique binoculaire.

Voici les résultats obtenus ce jour-là :

O. D. V. = $\frac{20}{20}$ Hyp. 0,5

O. G. V. = $\frac{20}{20}$ Hyp. 0,75

A1 à 10 cm. O. D. $\frac{-0,25}{+5\,D}$ O. G. $\overline{+1\,D}$
$+5\,D$

A 1 à 15 cm. O. D. $\frac{-0{,}25}{+4\,D}$ O. G. $\frac{\qquad}{+1\,D}$ $+4$ D

A 1 à 20 cm. O. D. $\frac{-0{,}50}{+2{,}75}$ O. G. $\frac{\qquad}{+1{,}50\,D}$ $+4$ D

A 1 à 30 cm. O. D. $\frac{-1{,}25}{+2\,D}$ O. G. $\frac{\qquad}{\text{déterminat.}}$ impossible.

Comme on voit, l'effet immédiat de la ténotomie n'a presque pas varié la position du champ de A1, tant sur l'œil opéré que sur l'œil non opéré. La partie négative de A1 s'est pourtant étendue sensiblement dans O. O. peut-être par effet d'exercice.

En tenant compte de ce qui arrive dans tous les cas analogues, la guérison du strabisme ne devait être qu'apparente.

La lentille de l'O. droit fut recouverte de papier gris, de manière à obliger le malade de fixer continuellement avec le seul O. gauche.

Après 24 heures on voyait déjà l'œil droit en strabisme convergent, derrière la lentille recouverte de papier. Les lunettes enlevées, la fixation s'opérait naturellement avec l'œil droit, et l'œil gauche était, dans la lecture, dans un degré de strabisme peu inférieur à celui dans lequel il se trouvait avant l'opération.

Durant 4 jours on obligea le malade à se servir uniquement de son œil gauche. L'examen de A1 pour l'O. G. donna les résultats suivants :

A 1 de O. G. à 15 cm. $\frac{\qquad}{+3}$

à 20 cm. $\frac{\qquad}{+2}$ . . . puis $+2{,}50$

Pour conduire P1 au point de fixation, le malade devait faire quelque effort, mais le résultat obtenu, il se maintenait facilement en accommodation exacte.

A1 de l'œil gauche s'était donc, après la ténotomie et les exercices de la vue, relevé sensiblement.

Maintenant, voyons ce qui était survenu dans l'œil droit, devenu strabique à la suite de ce relèvement du champ de A1 dans l'œil gauche. L'examen de A1 de l'O. D. fait rapidement et presque de surprise et à la volée, donna le résultat suivant:

A1 + de O. D. à 15 cm. $\frac{}{+0{,}75}$
+ 4 — 4,50

à 20 cm. $\frac{}{+0{,}50}$
+ 3 — 3,25

Dans une expérience faite après quelques minutes de lecture avec l'œil droit, cet œil avait de nouveau recouvré la faculté de s'accommoder, pour toutes les distances, à peu près comme auparavant. A1 s'était de nouveau relevée et ajustée, par rapport aux convergences, dans les conditions antécédentes.

A mesure que l'œil droit recouvrait, en lisant, de la partie positive de son accommodation, on voyait s'accroître graduellement la convergence de l'œil gauche.

La vision stéréoscopique binoculaire n'était pas encore possible.

3 mars. Ténotomie du muscle droit interne droit. Treize jours après (16 mars) on trouva :

O. D V. 20/20 Hyp. 0,50 D.
O. G. V. 20/40 Hyp. 0,50 D.

Accommodation relative :

à 10 cm. O. D, A1 $\frac{-0{,}25\,D}{+4{,}50\,D}$ O. G. $\frac{}{+0{,}25\,D}$
+ 7 D

à 18 cm. O. D. A1 $\frac{-1{,}25\,D}{+2{,}75\,D}$ O. G. A1 $\frac{-0{,}50\,D}{+4{,}50\,D}$

à 25 cm. O. D. A1 $\frac{-2\,D}{+2{,}25\,D}$ O. G. A1 $\frac{-1{,}25\,D}{+2\,D}$

Vision stéréoscopique binoculaire possible partiellement, mais avec difficulté et seulement dans le regard en haut.

L'angle *a* à gauche se trouve être = —2° (c. à. d. 2° à l'externe)

a à droite se trouve être = + 3°.

Avec la détermination de l'angle du strabisme (méthode Landolt) on trouve qu'il reste à l'O. G. un strabisme de 13 degrés, qui réellement est = 15, parce qu'il faut ajouter le degré de l'*a* de gauche qui est négatif.

Le 17 mars. Ténotomie D. I., O. G. gradué attentivement avec sutures.

Le 23 mars 1884. Depuis deux jours la vision stéréoscopique se fait bonne et graduellement plus facile, même dans les inclinaisons inférieures au regard stéréoscopique.

27 avril 1884 :

O. D. 20/20 Hyp. 0.50 D.

O. G. V. 20/50 Emm. O. M. 0,25 D.

à 10 cm. O. D. A1 $\frac{-0,50\text{ D}}{+5\text{ D}}$ O. G. A1 $\frac{-0,25}{+7\text{ D}}$

à 18 cm. O. D. A1 $\frac{-1,50\text{ D}}{+3\text{ D}}$ O. G. A1 $\frac{-1,25}{+1,25}$

à 25 cm. O. D. A1 $\frac{-1,75\text{ D}}{+2,50\text{ D}}$ O. G. A1 $\frac{-1,25}{+2\text{ D}}$

O. G. angle *a* = — 2° (c. à d. de 2 degrés à l'externe)

O. D. angle *a* = + 3°

L'angle du strabisme paraît nul par moments ; parfois on le trouve encore de 5 degrés, et en y ajoutant les 2 degrés de l'angle *a* de l'O. G. on a en réalité un angle de strabisme = 7°.

Dans le strabisme convergent, sans aucune ou avec une faible tendance à l'alternativité, il est plus facile de constater dans l'O. strabique le déplacement total de A1 au delà de la distance de fixation.

Au contraire, dans le strabisme avec acuité visuelle

et réfraction égales dans O. O. et à cause de cela indifféremment alternant à toutes les distances, la démonstration devient un peu plus délicate, mais on peut aussi l'obtenir en faisant les recherches presque de surprise et de la manière indiquée dans l'observation suivante.

Observation 13. — Demoiselle de 21 ans. — Strabique d'enfance. O. G. V. = 20/20 ; O. D. V. est oscillant, d'un examen à l'autre, entre 20/20 et 20/30. — O. O. Hyp. oscillant entre 0,25 et 0,50 D. — Strabisme indifféremment alternant pour toutes les distances. — Angle de strabisme = 30°. — Angle $a = 6°$ dans O. O.

Le champ d'excursion du regard s'étend, pour l'œil droit, à 85° en dehors, à 55° en dedans, à 60° en haut et 65° en bas ; pour l'œil gauche à 80° en dehors, à 55° au dedans, à 65° en haut et 65° en bas.

Le champ visuel à l'œil droit, orienté par rapport à la rétine, selon la méthode du docteur Guis. Albertotti, arrive à 75° à à l'interne, 50° à l'externe, 65° en haut et 50° en bas ; et pour l'œil gauche à 70° à l'interne, à 50° pour l'externe, à 45° en bas et 50 en haut [1].

P. et A1 pour chaque œil, se prennent de la recherche suivante :

	O. D.	O. G.
à 9 cm.	+ 1,25 D	+ 0,50
	+ 6 D	+ 5
à 14 cm.	+ 4,5	+ 4
à 19 cm.	− 0,50	− 0,50
	+ 3	+ 3
à 30 cm.	− 0,75	− 0,75
	+ 1,50	+ 1,75
à 7 mètres	− 0,50	− 0,50
	+ 0,50	+ 0,25

[1] *Communication à l'Académie R. de Médecine de Turin*, 10 mars 1882.

Dans les convergencces moindres (de ∞ à 30 cm.) A_1 est très restreint, mais dans les convergences en-deçà de 30 cm. le champ de A_1 n'est certainement pas moindre que dans les conditions physiologiques. Il est ensuite évident que, dans toute convergence, P_1 est beaucoup plus loin de l'œil, que dans les yeux non strabiques qui jouissent d'une ampleur totale d'accommodation égale à celle constatée chez la malade.

On ordonna des lunettes + 0,50, et le verre de l'O. D. fut recouvert avec du papier gris, de manière à l'éliminer constamment de la fixation. Après 36 heures on trouva A_1 pour l'œil gauche.

$$A_1 \text{ à } 14 \text{ cm. } \frac{-0{,}50}{+3{,}50-4}$$

$$A_1 \text{ à } 25 \text{ cm. } \frac{-1\,D}{+1{,}75 \text{ à } 2{,}25}$$

et immédiatement après cette recherche, on trouva à l'œil droit :

A_1 à 14 cm. ———
P_1 + 0,75 (puis 0,50)
R_1 + 4

A_1 à 25 cm. ———
+ 0,50 (puis 0,25)
+ 2 (puis 2,5)

Après une lecture d'un quart d'heure avec le même œil droit, A_1 s'était de nouveau relevée à l'O. D. et abaissée à l'œil gauche, et le résultat d'un nouvel examen fut, avec des variantes insignifiantes, égal dans O. O. à celui obtenu dans le premier examen. Dans ces différentes phases on ne note point de différences appréciables à l'œil nu, dans le degré de convergence où se mettait l'œil qui ne fixait pas. L'Hyperm. et le V. ne varièrent jamais.

Ténotomie du D. I. à D., avec correction incomplète et impossibilité de V. stéréoscopique binoculaire ; trois jours après, ténotomie du D. I. gauche, avec correction apparemment complète. Restait, quelques jours après, un strabisme de 2° — 3°, qui cessa dès que se manifesta la vision stéréoscopique binoculaire.

Dix jours après la deuxième opération, la correction paraissait complète pour toutes les distances, sans tendance (appréciables à œil nu) au strabisme. On trouva :

	O. D.	bin.	O. G.
à 14 cm. A1 =	$\frac{-1}{+4\,D}$	$\frac{-0,75}{+4}$	$\frac{-1}{+4,50}$
à 20 cm. A1 =	$\frac{-1}{+3\,D}$	$\frac{-0,75}{+3\,D}$	$\frac{-1}{+3}$
à 30 cm. A1 =	$\frac{-0,75}{+2,25}$	$\frac{-0,75}{+2,25}$	$\frac{-0,75}{+2,50}$

Bien que tout d'abord on ne pût pas constater de déviation strabique, celle-ci pourtant existait, à un degré très léger, quand on recommandait à la malade de fixer de manière à accommoder parfaitement. Ce degré de strabisme dans l'A1 exacte devait être de 3°; de fait, lorsque, en mesurant avec le périmètre l'angle de déviation de l'O. D. (méthode Landolt), l'O. G. se trouvait en parfaites direction et accommodation sur le centre de sphère, cet angle de déviation de l'O. D. était de 9°. L'angle *a* étant = 6°, les autres 3 degrés de déviation devaient être attribués à la déviation strabique.

Après 17 autres jours on ne pouvait plus en aucune manière surprendre de tendance au strabisme, à aucune distance ; la vision stéréoscopique binoculaire était prompte, parfaite, sans tendance à la vision stéréoscopique monoculaire.

A1 fut trouvé dans les conditions suivantes :

	O. D.	bin.	O. G.
à 14 cm. =	$\frac{-1}{+3,50}$	$\frac{-1}{+3,50}$	$\frac{-1}{+3,50}$
à 20 cm. =	$\frac{-1,25}{+3\,D}$	$\frac{-1,25}{+3\,D}$	$\frac{-1,25}{+3\,D}$
à 30 cm. =	$\frac{-1,75}{+2,50}$	$\frac{-1,75}{+2,50}$	$\frac{-1,75}{+2,50}$

O. O. V. = 20/20 O. D. Hyp. 0,50 O. G. Hyp. 0,75

O. D. p. p. absolu (avec le fil d'un optomètre) à 9 cm.
O. G. » »
L'angle *a* se trouve comme auparavant = 6° dans O. O.

De ces deux observations, il résulte deux faits évidents: 1° la reproduction du strabisme, tant que de nouvelles ténotomies n'eurent pas suffisamment relevé l'A 1, dans les deux yeux; 2° le retour de la vision stéréoscopique binoculaire, qui suit le complet et uniforme relèvement d'A 1 dans les deux yeux. De tels cas ne sont pas isolés (j'en possède d'autres presque identiques).

Schweiger[1] en a décrit un fort remarquable, reproduit dans presque tous les ouvrages classiques; dans des observations de Loring[2], nous trouvons mentionnées des circonstances analogues. La majeure partie des observations cliniques que nous lisons dans la littérature tendent à confirmer l'influence, indiquée par Donders, de la position de A 1 sur la production du strabisme, et du déplacement de A 1 à la suite des ténotomies, déjà mentionné par Græfe[3].

Lorsque, pour voir exactement, les yeux doivent effectuer toute ou presque toute leur A 1, ils ont aussi une tendance à se porter en convergence excessive et ils doivent à cause de cela recourir à leur abduction relative, afin d'obvier à cette tendance.

Si l'abduction relative possédée par chaque œil suffit pour corriger l'excès de convergence provoqué par l'A 1 effectuée, le strabisme se conserve latent ou dynamique, avec la relative asthénopie par défaut d'équilibre entre

[1] Schweiger, *Klin. Monatsbl. f. Aug. Heilk.* 1867, p. 3.
[2] Loring, *Trans. of the Am. Soc.* 1869, p. 17 et suiv.
[3] A. v. Græfe, *A. f. O.* VIII, Abt. 2, p. 320.

l'A 1 actuée et l'adduction qui y correspondrait naturellement.

Quand, au contraire, l'abduction relative n'est pas suffisante pour corriger l'excès de la convergence naturellement associée à l'A 1 effectuée, un des yeux est éliminé, afin que l'autre puisse se maintenir dans un état exact de A. On a déjà vu dans les deux observations qui précèdent, la rapidité avec laquelle l'A 1 monoculaire peut se relever, par rapport à la ligne de convergence, par l'effet de l'exercice. Dans le § suivant, nous trouverons une confirmation encore plus évidente de l'accroissement notable de A 1 qu'un œil acquiert, lorsqu'il est appelé à fonctionner seul.

Nous avons vu dans le § 1er de ce chapitre, combien est fréquente et facile l'élimination de l'impression d'un des deux yeux. Lorsque l'impression reçue par un œil est éliminée, cet œil obéit et correspond passivement à tous les mouvements d'A., d'adduction ou d'abduction de l'O. qui fixe (voy. chap. 1, §§ 4-5).

Si dans l'O. qui fixe (l'autre restant éliminé, c'est-à-dire indifférent à l'impression reçue), il y a parfait équilibre entre l'A 1 effectuée et l'adduction qui y est naturellement associée, les deux yeux ne cessent pas d'être l'un et l'autre exactement convergents vers l'objet fixé (chap. 1, § 5, *d*).

Quand l'O. qui fixe doit effectuer une quotité excessive de son A 1, et qu'il doit, à cause de cela, corriger l'adduction excessive inhérente à son effort de A 1, en recourant à son abduction relative, l'O. éliminé correspond à l'A 1 et à l'abduction relative de l'O. de fixation de la manière indiquée aussi au § 5 *d* du chapitre I.

L'O. éliminé s'accommode à l'égal de l'autre en se mettant pour cela dans la convergence naturelle qui correspond à l'A. effectuée (c'est-à-dire excessive par rapport à la distance où se trouve l'objet qui doit être fixé). L'abduction relative opérée par l'O. qui fixe, se transmettant sur l'O. éliminé comme mouvement de latéralité, c'est-à-dire d'adduction, il en résulte que la convergence excessive où l'O. éliminé avait déjà été conduit par son A. se trouve redoublée.

La faculté de l'A1 et la faculté de l'adduction ou de l'abduction relatives, représentent des actes inséparables et identiques d'une même fonction. Dire que l'A. peut rester la même avec des convergences diverses, c'est la même chose que dire qu'une convergence est compatible avec des degrés divers de A. (chap. 1, §§ er et 2e.)

Cette exposition du mode dont se produisent les déviations strabiques, correspond donc pleinement à l'interprétation classique que Donders nous a donnée des causes du strabisme (A1 et angle *a*)[1], et concorde également avec la prépondérance dynamique des muscles droits internes, à laquelle A. v. Græfe attribuait quelques strabismes internes dans la myopie[2].

Que l'on cherche la prédisposition au strabisme dans l'excès de tension de A1 et dans l'angle *a* (Donders), dans la longueur de la ligne base (Manhardt) ou bien dans les positions variables des centres d'excursion ou rotation, — la cause directe de la déviation strabique est toujours dynamique, c'est-à-dire due au défaut d'équilibre.

Dans la majeure partie des cas de strabisme convergent, il y a amblyopie d'un ou des deux yeux, et dans ce dernier cas, plus grande dans un œil que dans l'autre.

[1] Donders, *Les Anom. de la R. et de l'A.* §§ 24 et 30.
[2] A. v. Græfe, *A. f. O.*, Abt. 1, p. 163.

L'amblyopie de l'œil constamment éliminé est attribuée par quelques-uns[1] au défaut d'exercice (*Ambl. ex anopsia*); par d'autres (Schweiger)[2], et avec plus de raison, elle est considérée comme préexistant à la formation du strabisme.

L'amblyopie d'un des yeux est une circonstance qui favorise, elle aussi, l'élimination de l'impression et par conséquent la production de la déviation strabique, lorsqu'il y a défaut d'équilibre. Aux mêmes causes morbides de l'enfance (par ex. le rachitisme ou l'hydropisie cérébrale) qui ont produit l'amblyopie, on peut aussi attribuer les défauts de développement orbitaire ou oculaire, auxquels est dû le défaut d'équilibre entre l'A 1 et la convergence.

§ 5. A 1 dans les cas de manque d'un œil.

Quand un œil a été enlevé, ou est passé à l'état phthisique sans rester douloureux, le champ de A^1 de l'O. qui reste, acquiert avec le temps et pour toutes les distances une extension notable.

L'accroissement du champ de A^1 s'effectue non moins dans la partie positive que dans la partie négative.

Observation 14. — Moignon douloureux pour cause traumatique à l'O. D., depuis un an. — Jeune garçon de 12 ans.

[1] P. ex. Leber, *Handbuch der ges. Aug. Heilk.*, von Græfe und Sæmisch, Band V.

[2] Schweiger, *Klin. Unters. über das Schielen*, 1881, p. 80-111.

O. D. Enucléation de 8 jours.
O. G. V. 20/20. Hyp. 0,25 D.

à 12 cm. A 1 $\frac{-2\ D}{+7\ D}$

à 18 cm. A 1 $\frac{-4{,}50}{+5\ D}$

à 25 cm. A 1 $\frac{-4\ D}{+4\ D}$

Observation 15. — L. O. 29 ans. — Affection traumatique à l'O. G., qui date de 2 ans environ. O. G., bulbe petit phthisique.

O. D. V. 20/20. Hyp. 0,50 D.

à 12 cm. A 1 $\frac{-1{,}75\ D}{+7\ D}$

à 18 cm. A 1 $\frac{-2{,}50\ D}{+5{,}50\ D}$

à 25 cm. A 1 $\frac{-3\ D}{+5\ D}$ ou + 4,50 D.

Observation 16. — G. F. 45 ans. — Affection morbide à l'O. D., d'époque récente.

Enucléation de 18 jours.
O. G. V. 20/20. Hyp. 0,75 D.

à 12 cm. A 1 $\frac{-0{,}50}{+7\ D}$

à 18 cm. A 1 $\frac{-1\ D}{+5{,}50\ D}$

à 25 cm. A 1 $\frac{-1{,}26\ D}{+3{,}50\ D}$

Observation 17. — A. C. 23 ans. Enucléation ancienne à l'O. D.

O. G. V. 20/20. Hyp. 0,50

à 12 cm. A 1 $\frac{-2\ D}{+6\ D}$

à 18 cm. A 1 $\frac{-4{,}50\ D}{+4{,}50\ D}$

à 25 cm. A 1 $\frac{-3{,}50\ D}{+3{,}50\ D}$

Observation 18. — F. T. 9 ans. — O. G. blessé de 3 mois. — Bulbe douloureux.

O. D. 20/20. M. 0,50 D.

Accommodation relative O. D. à 12 cm. A 1 $\frac{-1{,}50\ D}{+6\ D}$

à 18 cm. A 1 $\frac{-2{,}25\ D}{+4\ D}$

à 25 cm. A 1 $\frac{-3\ D}{+2{,}75\ D}$

Observation 19. — C. F. 20 ans.

Enucléation ancienne O. D.

O. G. V. 20/20. M. 0,25 D.

Accommodation relative à 12 cm. A 1 $\frac{-1{,}50}{+3{,}50\ D}$

à 18 cm. A 1 $\frac{-2\ D}{+2{,}25\ D}$

à 25 cm. A 1 $\frac{-1{,}25}{+1{,}50}$

Les observations furent prises en faisant lire des caractères diamants, et le lecteur voudra bien se souvenir des avertissements donnés, au commencement du chapitre, par rapport à la valeur réelle des déterminations.

§ 6. Quelques remarques sur l'examen de l'équilibre par la méthode du dédoublement de l'objet fixé.

a) Modification de la méthode A. de Græfe. — La détermination des équilibres musculaires par la méthode du dédoublement imaginée par A. de Græfe, et à laquelle son auteur attribuait une importance capitale, a l'inconvénient de donner souvent des résultats incertains et variables; beaucoup d'auteurs en contestent la valeur et jusqu'à l'utilité clinique. De fait tous les praticiens ont pu remarquer que les variations du degré d'adduction ou d'abduction provoquées par les prismes abductifs ou adductifs, ne correspondent pas toujours régulièrement avec les prismes employés. Ensuite, lorsque la double image a été reconduite au moyen d'un prisme donné sur la perpendiculaire ou près d'elle, les variabilités et les incertitudes de l'effet des prismes deviennent encore plus apparentes. Souvent la double image reste dans la perpendiculaire, alors même qu'on emploie des prismes beaucoup plus réfringents que le prisme qui avait déjà corrigé parfaitement la déviation latérale. Dans ses travaux sur les asthénopies musculaires, A. de Græfe a décrit très minutieusement toutes ces circonstances et difficultés de sa méthode, auxquelles on a essayé de remédier de différentes façons, et qui ont été expliquées de diverses manières[1].

Pour faciliter la détermination du moment où les deux images se trouvent sur la même perpendiculaire, le point de fixation est dessiné au milieu d'une ligne perpendiculaire (fig. 6). Lorsque les deux perpendiculaires, par l'effet de la correction au moyen des prismes latéraux, viennent se toucher, le rapprochement des deux

[1] Plus spécialement A. v. Græfe, *A. f. O.* VIII, 2, p. 227-29. *Klin. Monatsbl. f. Aug. Heilk.* 1869, p. 228.

Voyez aussi Kugel, *A. f. O.* XVIII, Abt. 2. Alfred v. Græfe in Handbuch. v. Græfe und Sæmisch, vol. VI, p. 193 et suivantes. Manhardt, *A. f. O.* XVII, 2.

Berlin, *Klin. Monatsbl. f. Aug. Heilk.* 1871. Krenchel, *A. f. O.* XIX, 1 p. 148, notes.

Ferri, *Giornale dell' Accademia di Medicina di Torino,* janv. 1884.

lignes réclame la tendance à la vision unique, et cette tendance, réveillée par la superposition des lignes, expliquerait, d'après Græfe, pourquoi de nouveaux prismes plus forts ne produisent pas le passage de la double image de l'autre côté de la perpendiculaire. En faisant tourner le prisme vertical autour de la ligne visuelle, on obtient, comme on sait, des déviations latérales de la double image. Lorsque, malgré la rotation du prisme perpendiculaire, les deux points ne varient pas dans leur position réciproque, il se servait, pour obvier à la tendance de fusion, d'un simple point noir sans ligne; ou bien encore il raccourcissait de beaucoup la ligne ou la dessinait obliquement (voy. fig. 6).

Loring appelait *insuffisance latente* (par opposition à l'*insuffisance actuelle*) ce degré de prisme que l'on peut ajouter (sans provoquer d'images latérales) au prisme qui a déjà suffi pour obtenir des images verticales. Lorsque les prismes ont corrigé un certain degré d'insuffisance, nous trouvons que l'insuffisance a augmenté. Ceci dépendrait de ce fait que les muscles droits internes, sous l'influence des prismes déjà employés, ont relâché un certain degré de leur tension et qu'un certain degré de tension latente deviendrait manifeste. Ce serait un fait analogue à l'hypermétropie latente qui devient manifeste avec l'usage des lentilles convexes[1]. — Giraud-Teulon[2], Loring[3] et d'autres ont proposé d'examiner l'équilibre, en corrigeant préalablement l'amétropie au moyen de lentilles. Bieloff[4] a, sous la direction du professeur

[1] Loring, *Trans. of the Am. Opht. Society for 1867.*

[2] *Annales d'oculistique,* juillet 1870.

[3] Loring, l. c.

[4] Bieloff (d'après un résumé rapporté dans *Centralbl. f. practische Aug. Heilk.,* supplément au J. 1881, p. 478-81.

E. A. Junge, étudié les rapports de l'insuffisance avec l'abduction et avec l'adduction facultatives et l'influence de la correction de l'amétropie sur l'insuffisance. A. Græfe (l. c.) déduisait aussi les indications opératives du strabisme dynamique, des résultances comparées de l'examen de l'équilibre et de la fusion relative.

L'analyse des rapports de l'A. avec les mouvements associés des yeux, exposée dans le chapitre Ier, nous fournit une explication facile des incertitudes reprochées à cette méthode. Elle nous indique aussi la manière très simple de les éviter.

Si l'expérience du dédoublement est effectuée dans un cas d'empêchement paralytique ou mécanique d'excursion d'un muscle latéral, les deux images s'écartent latéralement, lorsque le regard se tourne du côté où l'excursion fait défaut. L'écartement latéral entre les deux images s'accroît en proportion du degré d'inclinaison du regard vers ce côté.

Dans le strabisme dynamique, la position réciproque latérale des deux images ne varie pas dans le regard latéral, même le plus exagéré, pourvu que les conditions de l'A. ne changent pas. Le strabisme dynamique (comme le strabisme réel) n'est l'effet ni d'un défaut d'excursion des yeux, ni d'un défaut d'innervation pour les mouvements latéraux. La cause de la déviation latérale des deux images qui caractérise le strabisme dynamique, est dans le domaine de l'innervation pour les mouvements symétriques de convergence.

Nous rappellerons que les yeux ne peuvent changer leur convergence sans faire un effort pour varier leur A. Nous rappellerons également que dans l'expérience du dédoublement, l'O. éliminé se met dans un état d'A. précisément égal à celui qui est effectué par l'O. qui fixe,

— que chaque variation provoquée (par des lentilles $\pm$) dans l'A1 de l'O. qui fixe est suivie d'un changement identique d'A. dans l'O. éliminé, — et que s'effectue en même temps un changement proportionnel (en $\pm$) dans le degré de convergence de l'O. éliminé.

Par conséquent, on ne peut obtenir que les deux images restent à une distance latérale réciproque, fixe et invariable, si l'O. qui fixe ne se maintient pas à un degré fixe et invariable d'accommodation.

Le gros point noir choisi par Græfe comme objet de dédoublement n'est pas adapté pour un rappel à l'A. exacte et invariable, et les oscillations d'A., qui se produisent dans l'O. qui fixe, sont cause d'oscillations dans la position respective des deux images[1].

Les incertitudes et les contradictions des résultats reprochées à l'expérience de Græfe, dépendent de l'instabilité de l'A. Quand, par ex., la fausse image a été reconduite au moyen d'un prisme latéral donné, sur la perpendiculaire de l'autre, la réunion des deux perpendiculaires est un rappel à une A. plus exacte, et les variations de convergence dans l'O. éliminé, qui en sont le résultat, neutralisent l'effet d'autres prismes plus forts. L'insuffisance latente, comme la nomme Loring, n'est pas due à d'autre cause qu'aux variations d'A. qui se produisent pendant l'expérience.

[1] Il ne semble pas que Græfe cherchât une A. exacte pour le point fixé; il recommandait seulement de fixer le point et de laisser les yeux suivre, sans efforts, leur direction naturelle. (*A. f. O.* VIII, 2, p. 328). C'est précisément dans la fixation avec indifférence d'accommodation que se produisent les plus grandes et les plus fréquentes oscillations de A., et par conséquent, les plus grandes oscillations du degré de la distance latérale réciproque des deux images.

De fait toutes ces oscillations et incertitudes disparaissent si, au large point noir de Græfe, on substitue un objet qui ne puisse être vu distinctement sans une A. exacte. J'ai indiqué, au chap. I, § 4 *a* (fig. 9), la forme et la disposition de l'objet que j'emploie pour les recherches par la méthode du dédoublement de l'image.

b) Comme, dans le strabisme dynamique, les résultats de l'expérience du dédoublement ne varient pas dans le regard latéral, il n'est pas nécessaire que l'objet de fixation soit placé exactement sur le plan médian. Il est également indifférent de l'effectuer à une distance quelconque des yeux, pourvu que cette distance soit comprise entre les limites P. et R. de l'O. qui fixe.

Dans ces limites, la distance latérale des deux images s'accroît naturellement avec les éloignements, mais pour chaque éloignement de l'objet fixé, la distance latérale entre les images mesure toujours la tangente d'un même angle. Le même prisme latéral nécessaire pous ramener la double image sur la perpendiculaire quand l'objet se trouve porté près de la limite R. de l'O. qui fixe, est aussi celui qui corrige la déviation latérale, quand l'expérience est effectuée dans le voisinage de P. ou dans les éloignements intermédiaires entre P. et R. — Si, après avoir corrigé en R. la déviation latérale avec un prisme latéral adapté, nous rapprochons ensuite l'objet fixé jusqu'à P. de l'O. qui fixe, la correction se maintient toujours exacte, pourvu que l'O. auquel la fixation est confiée ne cesse jamais de s'accommoder exactement. — Si, dans un éloignement quelconque entre P. et R. de l'O. qui fixe et s'accommode, il se trouve que la fausse image se place sur la perpendiculaire, la même et précise position d'équilibre se maintient dans tous les autres éloignements compris entre P. et R., pourvu que l'O.

qui fixe s'accommode toujours exactement pour l'éloignement où se trouve l'objet.

On a vu que chaque variation de A. provoquée artificiellement (au moyen de lentilles ±) dans l'O. qui fixe, fait aussi varier le degré de convergence de l'O. éliminé. En armant l'O. qui fixe d'une lentille ± adaptée, on peut ramener la fausse image sur la perpendiculaire. Nous observons alors un fait analogue aux précédents. Un défaut d'équilibre ainsi corrigé pour un éloignement, se maintient presque corrigé dans les autres éloignements pour lesquels l'O. qui fixe peut s'accommoder exactement avec cette lentille.

Toutefois quand on corrige un défaut de manque d'équilibre en faisant fixer l'O. de fixation à travers une lentille ±, cette correction ne se maintient pas parfaite à toutes les distances comprises entre R. et P. On en comprend facilement la raison en réfléchissant que l'action d'une lentille sur l'accommodation varie sensiblement selon les distances où est placé l'objet de fixation.

En dehors des limites d'A. de l'O. qui fixe, le degré de déviation latérale réciproque des images devient presque toujours oscillant et variable. Le même fait s'observe dans les déterminations opérées avec le point noir de Græfe, c'est-à-dire sans lier étroitement l'accommodation. Il n'est pas rare alors, d'observer des résultats bien différents et parfois contradictoires dans les divers éloignements; dans le défaut d'équilibre divergent, par exemple, il est fréquent de voir le défaut d'équilibre s'accroître avec le rapprochement de l'objet. De telles contradictions dans les résultats des examens de l'équilibre ne s'observent que lorsque l'A. ne correspond pas exactement à l'éloignement où ces examens sont effectués. L'O. auquel la fixation est confiée, n'étant pas lié dans son A., peut, pour chaque éloignement, effectuer des efforts différents d'accommodation, lesquels influent naturellement sur le degré de convergence de l'O éliminé. Selon que l'O. qui fixe s'adaptera plus ou moins correctement pour un éloignement donné, la fausse image se rapprochera plus ou moins de la position où elle se mettrait si l'A. de l'O. qui fixe était exacte.

c) Examen de l'équilibre dans l'anisométropie stable ou spasmodique. — La dernière publication d'Alfred Græfe[1] se rapporte à deux observations dans lesquelles l'examen de l'équilibre donnait des résultats opposés, selon que la fixation était confiée à un œil ou à l'autre. Les deux malades étaient anisométropes (Hyp. dans un O., M. dans l'autre). Si l'O. hypermétrope fixait une lumière à 2' environ, l'autre O. se mettait en léger strabisme interne. Quand au contraire la lumière était fixée par l'O. myopique, l'autre O. se mettait en divergence. Dans un de ces malades, il nota qu'il y avait au contraire défaut d'équilibre en divergence quand l'examen était effectué à 10", quel que fut l'O. chargé de la fixation.

Un fait analogue s'observe, comme le remarquait Græfe, lorsque en couvrant un O. avec la main on rend l'autre hypermétrope au moyen d'une lentille concave; alors l'œil couvert avec la main se porte souvent en strabisme interne.

De tels faits ne sont pas rares. Cependant je n'ai pas trouvé ces différences de résultats pour les divers éloignements indiquées par Græfe, si ce n'est lorsque l'œil chargé de la fixation n'était pas lié exactement dans son A., ou bien quand l'O. ne pouvait s'accommoder pour l'éloignement où l'expérience était effectuée. Il me semble

[1] *A. f. O.*, vol. XVI, p. 114.

avoir toujours pu constater, dans ces cas, la même invariabilité de position des images dans tout le champ d'A. de l'O. qui fixait, qui s'observe dans les circonstances ordinaires et dont j'ai fait mention ci-dessus.

Quand l'O. hyp. était chargé de la fixation et qu'il pouvait s'accommoder pour différents éloignements, le même degré de défaut d'équilibre en convergence se retrouvait dans tous les éloignements compris entre ses points R. et P.; le degré de défaut d'équilibre en divergence constaté, quand la fixation avec A. exacte était effectuée par l'O. M. vers le point R., se retrouvait aussi vers son point P. et dans les distances intermédiaires.

Les faits qui précèdent dénotent déjà qu'un seul examen de l'équilibre peut n'être pas suffisant et qu'il convient de faire une double détermination, une pour chaque œil. La nécessité de ce double examen pour tous les cas d'asthénopie musculaire, ressortira avec évidence des observations suivantes :

Nous avons vu (chap. II, § 2) que le strabisme dynamique avec asthénopie s'associe toujours à la plésiopie et que celle-ci est presque toujours plus prononcée dans un œil que dans l'autre. Or, lorsque pour mesurer le strabisme dynamique par la méthode du dédoublement, on fait fixer avec l'O. plus plésiopique, on trouve toujours une moindre déviation latérale de la double image que lorsque l'examen est effectué en faisant fixer l'O. moins ou non plésiopique.

Plus tard, quand la plésiopie est diminuée ou disparue, la distance latérale entre les images se trouve plus grande. Dans tous les cas d'asthénopie musculaire, même dans les cas semblables à ceux de Græfe, mentionnés tout à l'heure, on peut regarder comme certaine l'existence de la plésiopie dans l'O. qui, en fixant, a provoqué une moindre déviation latérale de l'O. éliminé. Des examens consécutifs, faits dans des phases de troubles asthénopiques moindres, dénotent une diminution de réfraction de cet œil.

d) Communément on mesure la déviation latérale en plaçant le prisme horizontal, comme le faisait Græfe, sur l'O. non couvert par le prisme vertical.

Au § 5 *c* du chap. I, j'ai déjà indiqué les inconvénients qui peuvent dériver de ce mode de procéder.

§ 7. Influence de A 1 sur la position des yeux dans la paralysie des muscles Droits internes ou externes.

a) *Paralysie du muscle Droit externe.* — Dans quelques cas récents de parésie du D. externe, j'ai observé un abaissement léger du champ de A 1 dans l'O. paralytique. La diminution de la partie positive avec accroissement proportionnel de la partie négative s'observait à toutes les distances, sans que, toutefois, la réfraction statique en fût influencée. Après quelques jours l'A 1 se montrait de nouveau, pour toutes les distances symétriquement, égale aux champs de A 1 de l'O sain.

Les cas de strabisme interne dans les paralysies de la sixième paire sont plutôt rares; dans les deux seuls où j'ai examiné les conditions de A 1, les déterminations de A 1 donnèrent des résultats presque identiques et c'est pourquoi je me borne à rapporter le suivant:

Dans cette observation on trouve ce même abaissement de l'A 1 dans l'O. paralytique qui se vérifia dans l'observation 11, à la suite de la ténotomie du D. externe.

La position des A 1, dans l'O. paralytique correspond aussi à celle des strabismes convergents ordinaires; la ténotomie des D. internes corrige aussi la déviation strabique en proportion du relèvement des champs de A 1 et du retour des champs de A 1 à l'égalité symétrique dans les deux yeux.

Observation 20. — A. Antonia, 21 ans. — Paralysie du D. E. droit.

Il y a sept mois, elle eut une grave maladie, diagnostiquée par le médecin qui la soignait comme pleuro-pulmonite avec symptômes meningo-cérébraux, de caractère tuberculeux. Après une longue convalescence elle guérit, mais il lui resta un strabisme interne et une diplopie.

Quand elle se présenta à l'hôpital, on trouva une légère papillite œdémateuse à gauche avec cœphalée, qui en peu de temps céda à l'usage du bromure de potassium: la papille reprit un aspect normal; il resta pourtant un léger déplacement du pigment dans la zone choroïdale peripapillaire.

O. O. hyp. 0.50; O. D. V. 20/20, O. G. V. = 20/30; les champs visuels normaux et bonne perception des couleurs.

O. D. angle $a = + 5^{\circ}$
O. G. angle $a = + 6^{\circ}$

Strabisme interne très fort et égal dans toutes les distances. Bien que l'O. G. fût le plus faible, le strabisme se maintenait presque constamment à l'O. D. pour toutes les distances; pour la lecture seule, la malade choisissait quelquefois l'O. D. pour la fixation. Cependant il était facile de faire fixer, à volonté, l'un et l'autre œil sur le plan médian; la déviation strabique apparaissait égale, quel que fût l'œil auquel on confiait la fixation. Dans quelques-unes des observations, on nota pourtant (à 20, à 30 cm.) que l'O. D. fixant, l'O. G. se mettait en convergence de degré un peu moindre que dans le cas inverse de la fixation avec l'O. G.; la déviation strabique était un peu plus grande pour l'O. D. que pour l'O. G.

A 33 cm. on trouva que l'angle du strabisme était égal à 23°. Le champ d'excursion était normal pour toutes les directions dans l'O. G. Dans l'O. D., au contraire, le champ d'excursion était égal à celui de l'O. G. en haut, en bas et à l'interne; mais l'excursion de la ligne de fixation à l'externe pour l'O. D. atteignait à peine et avec des oscillations 50° (tandis que, pour l'O. G. l'excursion à l'externe arrivait à 70° ou 72°).

Les premiers examens de l'A_1 donnèrent des résultats un peu disparates, en présentant toutefois, pour les petites distances, une extension de la partie positive de A_1 moindre dans l'O. D. que dans l'O. G. Voici une de ces recherches :

Le 5 février 1884 :

à 23 cm. O. D. $A_1 \frac{\qquad}{+\ 0{,}50}$ O. G. $A_1 \frac{-\ 0{,}50}{+\ 4{,}50}$
$+\ 5\ D$

Depuis cette époque l'O. D. fut recouvert avec un verre dépoli et les observations successives ne présentent pas de variations sensibles avec les suivantes :

9 février 1884. — Accommodation relative,

à 12 cm. O. D. $A_1 \frac{-\ 0{,}50\ D}{+\ 4{,}50\ D}$ O. G. $A_1 \frac{-\ 0{,}25\ D}{+\ 3.50\ D}$

à 18 cm. O. D. $A_1 \frac{-\ 1{,}75\ D}{+\ 2{,}25\ D}$ O. G. $A_1 \frac{-\ 2{,}25\ D}{+\ 2{,}50\ D}$

à 25 cm. O. D. $A_1 \frac{-\ 2{,}25\ D}{+\ 1{,}75\ D}$ G. G. $A_1 \frac{-\ 2{,}75\ D}{+\ 1{,}50\ D}$

à 35 cm. O. D. $A_1 \frac{-\ 3\ D}{+\ 1{,}50\ D}$ O. G. $A_1 \frac{-\ 2{,}75\ D}{+\ 1{,}25\ D}$

O. D. V. 20/30 M. 0,50
O. G. V. 20/30 M. 0,50

Le 17 février 1884 :

à 12 cm. O. D. $A_1 \frac{-\ 0}{+\ 4{,}50\ D}$ O. G. $A_1 \frac{-\ 0{,}25\ D}{+\ 4{,}50\ D}$

à 18 cm. O. D. $A_1 \frac{-\ 1{,}75\ D}{+\ 2{,}25\ D}$ O. G. $A_1 \frac{-\ 2{,}25\ D}{+\ 2{,}50\ D}$

à 25 cm. O. D. $A_1 \frac{-\ 0{,}50\ D}{+\ 3\ D}$ O. G. $A_1 \frac{-\ 2{,}50\ D}{+\ 3\ D}$

à 40 cm. O. D. A1 $\frac{-0{,}75}{+2{,}25}$ O. G. A1 $\frac{-2{,}25\text{ D}}{+0{,}50\text{ D}}$

Le 25 février 1884:

P1 à l'O. D. à 25 cm. était de nouveau devenue $\frac{}{\text{P}1+0{,}50\text{ D}}$

Dans l'expérience indiquée au chap. I, § 4, on a constaté que l'O. éliminé répondait exactement à l'impulsion d'A1 qui lui était transmise par l'autre œil, quel que fût l'œil chargé de la fixation.

Le 14 mars 1884. — Ténotomie D. I., O. D.

Le 23 mars 1884:

à 12 cm. O. D. A1 $\frac{-0}{+5\text{ D}}$ O. G. A1 $\frac{-0{,}25\text{ D}}{+4\text{ D}}$

à 18 cm. O. D. A1 $\frac{-0{,}50\text{ D}}{+4\text{ D}}$ O. G. A1 $\frac{-0{,}75\text{ D}}{+2{,}50\text{ D}}$

à 25 cm. O. D. A1 $\frac{-1\text{ D}}{+2{,}50\text{ D}}$ O, G. A1 $\frac{-1\text{ D}}{+1{,}25\text{ D}}$

à 35 cm. O. D. A1 $\frac{-1{,}25\text{ D}}{+2\text{ D}}$ O. G. A1 $\frac{-1{,}25\text{ D}}{+1\text{ D}}$

Le 11 mai, l'excursion de l'O. D. était égale à celle de l'O. G. dans toutes les directions.

à 20 cm. A1 O. D. $\frac{-1{,}25}{+3{,}50}$ O. G. $\frac{-1{,}75}{+4}$

à 30 cm. A1 O. D. $\frac{-2{,}25}{+3\text{ D}}$ O. G. $\frac{-2\text{ D}}{+2{,}75}$

Le strabisme paraît corrigé complètement. La vision stéréoscopique binoculaire est exacte jusqu'à 10° — 15° sur la droite de la ligne médiane; au delà il n'y a plus que la vision stéréoscopique monoculaire.

b) *Influence de A1 sur les déviations consécutives aux paralysies de l'oculomoteur commun.* — Dans la paralysie d'un muscle D. I., la direction ordinaire du regard peut varier beaucoup. Si la paralysie de l'Ocul. Mot. commun n'a pas intéressé l'A., le malade tourne la tête vers le côté auquel appartient le muscle paralysé, pour pouvoir diriger le regard du côté opposé; dans cette position la vision s'effectue binoculairement avec mouvements symétriquement associés de convergence. Au contraire, si l'A1 est, elle aussi, paralysée, le malade dirige son regard directement et sans retourner la tête; les mouvements symétriques de convergence étant complètement abolis, le regard vers le côté opposé à la paralysie rapprocherait les deux images (sans les fusionner) et accroîtrait la gêne de la diplopie. — Ces variétés de paralysies sont communes et je me limite à rapporter l'observation suivante qui sert à expliquer la contradiction apparente à cette règle, qu'il arrive parfois d'observer dans les paralysies complètes de l'oculomoteur. Un œil peut avoir perdu complètement l'usage de son accommodation, sans qu'il soit réellement paralysé; c'est-à-dire, un effort fait directement par l'O. paralysé pour effectuer l'A. peut être sans effet, et cependant il peut se faire qu'il soit en état de s'accommoder parfaitement quand l'impulsion lui est transmise par l'intermédiaire de l'autre œil. Dans ces cas, l'œil paralytique effectue de vrais mouvements de convergence, bien qu'il n'ait pas la faculté de s'accommoder par son impulsion propre, parce qu'il obéit à l'impulsion qui lui est transmise par l'autre; l'A. effectuée par l'impulsion que lui transmet l'O. sain s'associe à l'adduction inséparable de l'accommodation.

Observation 21. — Demoiselle A. de R. — 30 ans. — Disménorrhée depuis 10 ans, toujours un peu souffrante. Aucun signe de prédisposition héréditaire à la tuberculose; syphilis il y a six ans.

Elle fut atteinte subitement, il y a trois mois, dans O. O. de troubles visuels qu'elle ne sait pas décrire, et 10 jours après elle avait recouvré, à son dire, l'usage de son œil droit, l'œil gauche restant fermé. — Paralysie complète de l'oculomoteur commun à gauche. — Blépharoptose complète avec impossibilité absolue de soulever la paupière supérieure; défaut absolu de mouvement de l'œil, à l'interne, en haut et en bas; dans le regard en bas, l'O. s'incline légèrement par effet de l'oblique supérieur. — O. D. V. = 20/20; Hyp. 1,25 D.; A. normale. O. G., pupille dilatée et immobile tant à l'impression directe ou réflexe de la lumière que sous les mouvements de convergence; V. = 20/20; hyp. 1.25 D.; A. est complètement abolie (à 22' ne voit pas 20/40 sans la lentille + 1,25 et à 25 cm. ne peut distinguer exactement le n° 1 de l'échelle de J. sans l'interposition de 4 ou de 4,50 D.). — A l'œil gauche léger déplacement du pigment entre la pupille et la fovea, légère diminution de transparence du corps vitré dans la partie externe; après 15 jours de permanence dans la clinique, le corps vitré avait repris sa complète transparence, le déplacement du pigment ne varia pas. — Quelques douleurs rémittentes à intervalles irréguliers, au front et à l'occiput; aucune autre souffrance, nuls troubles intellectuels.

Le champ visuel dans les deux yeux, présentait une limitation un peu considérable en haut et en bas, plus accentué pour l'O. G. à la partie supérieure de la rétine. Le champ d'excursion musculaire s'étend pour l'O. D. à 75° à l'externe, 45° à l'interne, 65° vers le haut et 50° en bas, pour l'O. G. il s'étend à 80° à l'externe et presque 0° à l'interne, en haut et en bas.

Dans l'examen du dédoublement des images, fait à 25 ou à 30 cm., l'O. D. fixant, et soulevant avec la main la paupière supérieure G., la déviation latérale de la fausse image est naturellement très grande sur le plan médian; la distance latérale diminue graduellement et rapidement en tournant le regard vers la gauche, et les deux images se maintiennent sur la perpendiculaire à partir de 25° sur le côté du plan médian jusqu'à l'extrême limite du regard vers la gauche.

Bien que l'O. gauche ait entièrement perdu sa faculté d'A., il répond pourtant exactement à l'impulsion d'A. qui lui est transmise par l'intermédiaire de l'O. D. De fait, lorsque l'O. D. est exactement accommodé, le retard d'A. de l'O. G. n'est que de 0,75 D. et dans cet O. G. la différence de réfraction entre la ligne directe de fixation et l'axe oblique pour lequel se formait la fausse image est aussi de 0,75 moindre pour l'axe oblique (v. pour le mode de détermination au § 4 du chap. I). L'O. G. éliminé répond donc exactement à l'impulsion d'A. qui lui est transmise indirectement au moyen de l'O. D. qui fixe. Dans ces conditions de parfaite accommodation de l'O. D., l'O. G. n'est plus dévié vers la gauche. L'adduction est insuffisante encore par défaut d'excursion dans le regard sur le plan médian, mais les mouvements comme de secousse, vers l'interne, que subit l'O. G., dénotent sa tendance à l'adduction. Dans le regard à 25° sur le côté gauche, la position exacte des deux images indique que le mouvement réciproque de convergence est devenu exactement symétrique dans les deux yeux. L'œil paralytique obéit donc régulièrement à l'impulsion pour l'A. et pour la convergence qui lui est transmise par le moyen de l'O. sain; il ne cesse d'obéir régulièrement à l'impulsion pour la convergence que dans la sphère d'action dans son muscle droit interne. Quant à l'A., la parfaite obéissance de l'O. éliminé ne peut être déterminée exactement que dans les limites de la partie négative de l'A1 de l'O. D. En mettant + 1 ou + 2 sur l'O. D. on devait mettre + 1,75 ou + 2,75 D. sur l'O. G. pour que celui-ci vît bien son image. Mais si l'on mettait — 1 ou — 2 sur l'O. D., on voyait bien s'accroître l'A. dans l'O. G., mais non plus en progression aussi régulière, et la fausse image oscillait alors, tantôt un peu à droite, tantôt un peu à gauche de l'autre.

L'expérience du dédoublement était impossible en faisant fixer l'O. gauche, parce que la déviation secondaire de l'O. D. était trop grande pour permettre la perception de la double image, ou trop oscillante de degré pour permettre une exacte détermination.

Si le regard de l'O. G. tendait à se diriger vers la ligne médiane, l'O. D. se portait très en dehors; si le regard était dirigé vers la gauche (avec fixation à 25 cm.), l'O. D. se mettait presque en parallélisme sur l'O. G. Si ensuite nous mettions + 3,50 ou + 4,50 devant l'O. G., de manière à produire une vision moins inexacte ou exacte de l'objet de fixation, l'O. D. se portait en extrême abduction de façon à se cacher presque derrière l'angle externe, et en même temps, la paupière supérieure droite tombait complètement, comme si elle eût été paralytique ; aucun effort de la malade ne pouvait parvenir à la relever. Si, dans ces conditions, le regard se portait sur l'extrême gauche, nous voyions, en relevant avec la main la paupière supérieure droite, que l'O. D. se portait aussi vers la gauche, mais sans pouvoir dépasser la partie médiane. Le réveil de la vision exacte apportée dans l'O. G., au moyen de lentilles correctrices du défaut d'accommodation, mettait l'O. D. éliminé dans les conditions précises d'un œil atteint de paralysie complète de l'oculomoteur. On remarquera aussi cette circonstance que, le réveil de la vision exacte dans l'O. G., obtenu au moyen des lentilles, n'apportait pas sur l'O. D. éliminé, une impulsion à la convergence, mais une impulsion pour le mouvement de latéralité. L'O. G., bien qu'il ne pût s'accommoder, devait avoir cependant conscience d'un effort d'accommodation et cet effort d'accommodation, se transmettant sur l'O. D. éliminé, avait dû aussi lui imprimer un mouvement de latéralité symétrique.

La cure fut : frictions mercurielles, préparations iodiques à l'interne, applications locales de courant continu et interrompu ; l'O. G. fut éliminé de la vision au moyen d'un verre dépoli.

Après 30 jours, rien n'était changé dans l'état des yeux. L'O. G. fut soumis, pour quelques jours, à des exercices momentanés de lecture avec + 3,50 D. ; dans les intervalles on continuait à le tenir couvert avec le verre dépoli. Au cinquième jour l'O. G. pouvait lire avec + 1 D. et à 25 cm. le n° 1 de J., non moins bien qu'avec + 4,50 ; l'Hyp. était toujours = 1,25 D. et à 22′ voyait également bien le n° 40 Snellen sans lentille et avec + 1.25 D. Pendant les trois jours suivants le verre dépoli fut tenu constamment sur l'O. D. faisant fixer constamment l'O. G. ; on trouva alors l'A1 suivante :

	O. D.	O. G.
A 1 à 14 cm.	$\frac{-1{,}50}{+5\ \text{D}}$	$\frac{}{+0{,}50}$
		+ 4,50

à 22 cm. $\frac{-2,50}{+3,50}$ $\frac{-0,25}{+3\,D}$

à 30 cm. $\frac{-3\,D}{+3\,D}$ $\frac{-1\,D}{+2,50}$

hyp. 0,50 V. $= \frac{20}{20}$ hyp. 0,75 V. $= \frac{20}{40}$

Avec la réapparition de l'A. dans l'O. G. revint aussi la faculté de convergence. En effet, si dans le regard un peu sur la gauche, on faisait fixer l'O. G. en éliminant l'O. D. avec le prisme vertical, on voyait que l'O. D. au lieu de se porter à l'externe comme auparavant, convergeait exactement vers le point fixé par l'O. G., pourvu que ce dernier s'adaptât exactement pour les points. Chaque changement de A., provoqué sur l'O. G. (avec des verres $\pm$ non supérieurs à sa faculté d'A1), imprimait aussi des mouvements correspondants d'add. ou d'abd. sur l'O. D. éliminé. L'O. D. se mettait aussi dans un état d'A. identique à celui effectué par l'O. gauche. Pour le regard incertain, spécialement au lointain, l'O. D. se mettait encore en extrême abduction avec ptose des paupières, quand la vision était confiée à l'O. G.; mais la paupière droite se soulevait et l'O. D. se mettait en convergence aussitôt que l'O. G. s'accommodait exactement pour l'objet fixé.

On pratiqua la ténotomie du D. externe gauche, laquelle ne produisit pas d'effet sur la faculté d'excursion à l'interne; la diminution de force du D. externe n'augmenta en aucune façon l'action du muscle droit interne. — Cependant le champ d'A1 de l'O. G. continua à s'accroître et la malade, laissée libre de voir avec ses deux yeux, avait pris, après quelques jours, l'habitude de tourner la tête vers la droite, portant de préférence le regard vers la gauche, c'est-à-dire dans la direction où le recouvrement de la faculté de convergence lui permettait de voir binoculairement simple; quand la malade fixait de cette manière, la paupière gauche ne se relevait pas complètement, mais assez pour laisser l'O. à découvert. — Comme dans la vision incertaine, et spécialement au lointain, la malade avait encore l'habitude de fixer sur le plan médian et à cause de cela avec l'O. D., l'O. G. retournait souvent encore dans sa position de déviation extrême à gauche avec blépharoptose. — On pratiqua la ténotomie du D. externe droit. A partir de ce moment le regard reste constamment tourné à gauche et, après quelques jours, la malade paraissait presque avoir perdu la faculté de tourner l'O. D. vers la droite, à moins que, couvrant l'O. gauche, l'O. droit pût se porter à droite sans qu'il en résultât la gêne de la diplopie. — Malgré la cure régulière iodico-mercurielle suivie pendant deux mois, l'excursion à l'interne de l'O. G. s'est peu agrandie, et dans l'aspect de la physionomie et de la direction du regard, la malade rappelle par beaucoup de points la symptomatologie de ce que l'on désigne sous le nom de déviation conjugée des yeux.

Les faits de ce genre ne doivent pas être très rares, car j'en ai observé deux à peu près identiques depuis la première publication (1884) de ce travail. J'ai eu également l'occasion de constater, dans un cas de mydriase essentielle unilatérale avec impossibilité dans l'œil affecté d'accommoder isolément, que l'A. s'effectuait intégralement dans cet œil, lorsque l'impulsion lui était transmise par l'intermédiaire de l'œil sain. De même, dans des mydriases diphtéritiques avec paralysie incomplète de l'A. dans un œil, j'ai aussi constaté que l'impulsion provenant d'un œil peut influer sur l'A. de l'autre œil[1].

[1] *Giorn. dell' Accad. di Medicina di Torino,* 1887.

DE

L'ORIGINE DU STRABISME

PAR

LE PROFESSEUR J. STILLING

de Strasbourg.

On admet généralement que la position de repos des yeux est celle du parallélisme des lignes du regard. Mais c'est seulement en de rares cas que la réalité correspond à cette hypothèse. Véritablement, dans la grande majorité des individus, la position de repos des yeux est la strabique. Il est certain qu'il faut beaucoup de temps pour parvenir à trouver et à observer avec certitude la position de repos de ses propres yeux, et la possibilité d'obtenir ce résultat dépend plus d'une circonstance favorable que de toute autre chose. Puis, lorsque, grâce à cette circonstance, on est une fois parvenu à trouver cette position de repos, il faut encore, pour arriver à la prendre à volonté, un exercice analogue à celui qui est nécessaire pour apprendre le relâchement volontaire de l'accommodation dans l'examen ophthalmoscopique.

J'arrive facilement à ramener mes yeux à la position de repos, en tournant la tête vers un point du ciel constellé où l'on aperçoit une seule étoile très brillante et en la fixant sans aucun effort d'accommodation. Pendant que je sens se relâcher mes muscles oculomoteurs, l'image de cette étoile se décompose chaque fois en deux images homonymes assez éloignées l'une de l'autre.

Lorsqu'on est une fois arrivé, de cette manière ou d'une autre, à connaître sa propre position de repos, on peut encore apprendre à mettre en repos ses propres muscles oculaires, même en fixant des objets rapprochés. C'est ainsi, qu'après m'être longtemps exercé, j'arrive facilement à obtenir la double image homonyme de la flamme d'une lumière distante de dix pieds, en tournant la tête de ce côté et en dirigeant mon regard vers la flamme sans la fixer. Je sens aussitôt le relâchement de mes muscles oculaires — sensation qu'on n'arrive également à connaître qu'après une longue observation — et je vois les deux images homonymes, dont la distance réciproque est naturellement plus petite dans ce cas qu'elle ne l'était dans la précédente expérience. La position de repos de mes yeux est donc la convergence.

Ensuite il est encore facile de constater que lorsqu'on regarde à une grande distance, et qu'on exclut momentanément un œil de l'acte visuel, cet œil prend une position qui se rapproche de celle du repos. Quand, par exemple, je fixe une étoile ou même simplement un point lumineux, distant de 3 à 6 mètres, et que je couvre un œil, il arrive que, découvrant ensuite cet œil, je perçois les deux images homonymes qui se confondent aussitôt. Leur distance réciproque est beaucoup plus petite que dans les deux expériences précédentes, néanmoins elles prouvent indiscutablement que l'œil couvert prend une position de convergence.

Il était naturel d'admettre que, répétant les susdites expériences, on aurait trouvé chez d'autres personnes des positions tantôt semblables, tantôt différentes des axes oculaires, et de fait je pus facilement confirmer cette supposition. Les premières expériences de ce genre furent faites par moi à Turin avec le professeur Reymond et ses assistants et avec d'autres collègues oculistes. Dans la clinique de Turin, il y a un corridor long de 30 mètres environ, que l'on pouvait rendre complètement obscur pour placer ensuite un point lumineux à l'une de ses extrémités. Le professeur Reymond et moi nous présentâmes toujours une convergence des axes oculaires à l'état de repos ; quant au docteur Albertotti, on ne pouvait jamais le faire sortir du parallélisme. Dans les autres cas, on trouva de suite la divergence comme état de repos.

La plus grande partie des expériences entreprises par moi à Strasbourg, dans le but de mieux éclaircir ces faits, purent être exécutées dans des conditions pareillement favorables. Dans une vaste salle rendue obscure j'établissais un petit point lumineux, en plaçant devant une lampe un diaphragme opaque muni d'une très petite ouverture. Ce point lumineux fut observé, ou tel quel ou décomposé, au moyen d'un prisme à base supérieure, en double image, l'une exactement superposée à l'autre en direction verticale, et cette observation se fit toujours à la distance de 6 mètres au moins. Puis, couvrant un œil, on observait de quel côté apparaissait l'image correspondante lorsqu'on découvrait l'œil. Souvent les expériences furent répétées deux ou trois fois. De cette manière j'ai examiné à l'École normale et à l'Institut physiologique beaucoup de personnes dont les réponses, en tant que données par des hommes instruits, maîtres ou étudiants en médecine, pouvaient être prises en considération. Mais ce qui eut une importance toute particulière, ce fut l'examen sur un certain nombre de savants amis, la plupart médecins, que je pus entreprendre de nuit, à ciel ouvert, en leur faisant fixer une étoile ou quelque point lumineux terrestre lointain. Enfin je pus encore, à la polyclinique, soumettre à l'examen un nombre considérable de sujets intelligents, de médecins ou d'étudiants, devant toutefois me limiter, dans ce cas, à faire observer la flamme d'une lumière distante de 6 mètres, décomposée, au moyen d'un prisme horizontal, en double image, l'une superposée à l'autre.

On comprend que toutes les expériences mentionnées en dernier lieu n'étaient que des variations perfectionnées de l'expérience connue d'équilibre avec prisme à base tournée en haut ou en bas. Évidemment, chez les personnes qui dans cette expérience ne présentaient aucune déviation dite dynamique, on pourra, avec la première méthode décrite plus haut, constater encore des déviations dans un sens ou dans l'autre. Mais ce n'est pas le cas de se préoccuper des déviations dynamiques éventuelles. Quand, en effet, en plaçant devant les yeux un prisme à base supérieure, on remarque un déplacement latéral des deux images, ceci peut dépendre ou d'une déviation dynamique ou d'une fausse position du prisme ou de la tête. Cette dernière cause spécialement est une source d'erreur constante dans l'expérience ordinaire d'équilibre, parce que, quand il s'agit de déviations légères, on devrait, pour éliminer cette cause d'erreur, prendre simplement un instrument de niveau, afin de s'assurer si la tête et le prisme placé devant les yeux ont une position exactement verticale. Dans l'expérience perfectionnée, telle qu'elle a été décrite plus haut, cette source d'erreur s'élimine d'elle-même, et on a seulement à faire en sorte que, pour la personne soumise à l'expérience, les deux images paraissent exactement superposées l'une à l'autre en direction verticale. Alors que précédemment il y aurait eu une déviation dynamique, elle reparaît quand on couvre et qu'on découvre successivement un œil. Dans les expériences faites par des savants au moyen d'une étoile ou d'un autre point lumineux lointain, tout cela reste hors de considération, puisque alors on ne fait pas usage du prisme.

Enfin il y a encore une autre expérience de contrôle.

Si en fixant une étoile ou même simplement la flamme d'une lumière distante de 6 mètres, je ferme légèrement un œil avec la paupière, comme dans le sommeil, j'aperçois, en rouvrant l'œil, les deux images homonymes, plus distantes l'une de l'autre que dans l'expérience avec prisme. Ce phénomène admet deux interprétations : ou bien, avec la fermeture des paupières, l'œil est poussé mécaniquement dans la position strabique convergente, ou bien il entre réellement dans sa position de repos. Que cette dernière hypothèse soit la vraie, c'est ce que démontrent de nombreuses preuves faites sur des médecins ou sur des étudiants en médecine, qui, comme dans les expériences précédentes, en fermant et en ouvrant successivement les paupières d'un œil, obtinrent de doubles images croisées. Il en résulte que chez eux la position de repos était la divergence. Pour exclure tout soupçon d'erreur possible, je dirai seulement que parmi les personnes qui s'assujettirent à ces expériences, il y avait MM. Goltz, Witkowski et Ewald.

Cette dernière expérience semble démontrer en outre que dans le sommeil tranquille, non troublé par des songes, les yeux rêtournent généralement à la position du repos, laquelle peut être la convergence, la divergence ou le parallélisme. Les recherches de Rählmann et de Witkowski, comme il est facile de le reconnaître, ne contredisent point cette hypothèse. En effet, ils trouvèrent des mouvements atypiques, qui peuvent être produits, soit par des procédés reflexes durant le sommeil tranquille, soit par des excitations cérébrales pendant les songes. On sait que le résultat principal de leurs recherches est d'avoir établi que dans le sommeil toute coopération des deux yeux est abolie et qu'il ne se produit plus ni mouvements associés ni mouvements de convergence, comme dans la vision binoculaire. C'est aussi ce qui arrive, comme nous l'avons vu, lorsque les deux yeux entrent dans la position de repos.

Se fondant sur toutes les expériences décrites jusqu'ici, il est facile de démontrer, ce que j'affirmais en commençant ce mémoire, que dans la plus grande partie des individus la position de repos des yeux est le strabisme, bien que de l'expérience ordinaire d'équilibre il ne résulte aucune déviation dynamique.

Dans la grande majorité des cas on a convergence, très souvent divergence, rarement parallélisme. Ce dernier, à la rigueur, ne peut se démontrer directement, car on pourra toujours objecter que même dans les conditions les plus difficiles il est possible de faire valoir la tendance à la fixation binoculaire. Toutefois, comme la possibilité du parallélisme s'impose *a priori* et qu'il y a en effet de bons observateurs qui, dans les expériences ci-dessus décrites, n'arrivent jamais à voir les doubles images, on est bien forcé d'en admettre l'existence. Mais c'est une raison de plus pour affirmer la loi générale, que la position de repos de l'œil est le strabisme.

Ensuite, que cette déviation strabique puisse être tout autre que légère, je puis le constater, pour mon œil, non seulement par la distance réciproque des deux images d'une étoile, mais aussi par le minimum de la distance à laquelle un point lumineux me donne encore la double image, tandis que, grâce à l'exercice acquis peu à peu, je relâche volontairement mes muscles oculaires. Ce minimum est de 50 centimètres environ[1]. Par les observations faites sur un collègue légèrement myope, avec abduction et adduction normales, je vois également que la divergence, qui est son état de repos, n'est nullement légère.

Si donc, dans la position de repos et dans les positions qui s'en rapprochent, les yeux passent au strabisme, et que la vision binoculaire simple soit le résultat d'une lutte que la tendance à la fixation centrale simultanée soutient contre les résistances naturelles de l'œil et contre la tendance des muscles au repos, une question se présente aussitôt à l'esprit, à savoir: si le strabisme ne serait pas un retour à la position de repos (ou au moins à une position se rapprochant du repos) auquel est soumis un œil quand il renonce à la fixation binoculaire?

Pour le strabisme divergent, spécialement pour le relatif, cette hypothèse aura peut-être été admise tacitement par beaucoup d'oculistes; mais elle n'a jamais été formulée explicitement et clairement. Quant au strabisme convergent, dont la genèse a été depuis longtemps le problème le plus intéressant, l'hypothèse la plus généralement admise est celle d'une contraction active du

[1] Naturellement, en deçà du zéro ainsi trouvé, les deux images sont croisées. J'ai également constaté ce fait, de la même manière, sur d'autres personnes. Par là se trouve exclue aussi l'objection possible, que je sois tombé en convergence par suite de l'accommodation — point qui sera plus minutieusement discuté un peu plus loin.

muscle droit interne, ou, tout au plus, celle d'un mouvement forcé passif du muscle susdit. Alfred Græfe[1] soutient l'opinion que j'ai cherché à réfuter plus haut, à savoir que la position de repos des yeux à l'état normal est le parallélisme « et que l'œil strabique seul trouve son état « de repos physiologique et physique dans la convergence « ou dans la divergence. » Le même auteur dit ailleurs[2] « que dans la plus grande partie des cas (de strabisme « interne) qui proviennent d'hypermétropie, la position « convergente est d'abord active; le besoin d'accommoda- « tion pousse l'œil, dès le principe, à prendre cette posi- « tion très vicieuse, qui devient ensuite sa position de « repos lorsque les altérations histologiques spécifiques « dans le muscle droit interne contracté se sont déve- « loppées, tandis que dans le strabisme divergent la con- « traction exagérée du muscle droit externe se déve- « loppe d'une manière absolument passive. »

La contraction activement exagérée ne peut signifier autre chose que la contraction volontaire d'un muscle, et si celle-ci est volontaire, elle doit être consciente. Or ni l'une ni l'autre de ces deux choses ne s'applique bien au strabisme convergent typique commun des hypermétropes ou à celui plus rare des myopes. Les strabiques, en règle générale, même au début de l'affection, ne se savent point tels. Ils arrivent à le savoir en quelques cas, en s'observant eux-mêmes ou après que d'autres ont attiré leur attention sur leur état; la contraction du muscle droit interne n'arrive jamais directement à la conscience. Si le strabisme convergent était réellement, à son principe, un effort volontaire, actif, une jeune fille

[1] *Græfe Sæmisch's Handb.*, Band VI, p. 90.
[2] *Op. cit.* p. 131.

qui aurait, comme on a coutume de dire chez nous, un regard intéressant, s'abstiendrait certainement de cet effet, afin de satisfaire aux exigences cosmétiques, même aux dépens de l'accommodation. On sait en outre, qu'à son début, le strabisme convergent des hypermétropes a coutume de se manifester avec la fatigue de l'œil. Ce fait, lui aussi, proteste contre une contraction active, comme nous l'expliquerons plus minutieusement ensuite. Le strabisme vraiment volontaire, actif, dont quelques personnes sont capables, est très différent du strabisme convergent typique. Il représente un grand effort volontaire, et pour l'obtenir on doit mettre en action même le muscle corrugateur sourcilier; il donne vite lieu à des douleurs et on ne peut le soutenir longtemps, tout au plus quelques minutes, en contraste diamétral avec le strabisme convergent typique des hypermétropes, qui apparaît comme phénomène de lassitude. L'unique fait que l'on pourrait opposer serait celui, bien connu, de la déviation strabique convergente volontaire d'un œil, qu'on observe parfois au commencement chez les hypermétropes, lorsqu'ils fixent bien un objet. De ce fait aussi nous parlerons plus longuement dans la suite. Je dirai seulement ici, par anticipation, que ce strabisme convergent volontaire n'est nullement une contraction musculaire active et consciente, mais au contraire la cessation active et consciente d'une contraction.

Quand ensuite on parle de «mouvement forcé involontaire», — et telle serait, selon d'autres ophthalmologues, l'essence du strabisme convergent, — on entend un spasme des muscles oculomoteurs. Or, bien que nous sachions peu de chose sur les spasmes des muscles oculaires, nous savons cependant qu'ils sont accompagnés de sensations douloureuses, et celles-ci ne se produisent point dans le strabisme convergent typique. En outre, le fait même, que le strabisme peut s'obtenir volontairement dans sa forme typique, est une preuve que son essence ne peut consister dans des contractions spasmodiques.

On sait que Donders a essayé de ramener le strabisme convergent typique des hypermétropes au rapport qui existe entre l'accommodation et la convergence. «L'hypermétrope, pour voir distinctement, doit faire relativement un grand effort d'accommodation pour quelque distance que ce soit. Même lorsqu'il fixe des objets éloignés, il doit vaincre son hypermétropie par un effort d'accommodation, et à mesure que l'objet se rapproche, il doit ajouter un degré d'accommodation égal à l'accommodation totale d'un œil emmétrope. La vue de près réclame dès lors et surtout un grand effort. Cependant il existe une certaine connexion entre l'accommodation et la convergence des lignes visuelles. Plus il y a convergence et plus on peut mettre en exercice la propre faculté d'accommodation. En conséquence, avec les efforts d'accommodation il ne peut manquer de se produire une certaine propension à la convergence.»

On a coutume de donner, au rapport découvert par Donders, entre la convergence et l'accommodation, le nom de loi de la latitude relative de l'accommodation. D'ordinaire on insiste seulement sur la dépendance où se trouve l'accommodation par rapport à la convergence; mais la convergence elle aussi dépend de l'accommodation comme celle-ci de celle-là; de même qu'une convergence plus forte donne lieu à un effort d'accommodation plus grand, de même et *vice versa* la possibilité d'une forte accommodation est la condition nécessaire d'une convergence correspondante. Il arrive souvent que les hypermétropes, en fixant un objet rapproché, ne réussissent point ou ne réussissent que momentanément à effectuer la convergence nécessaire, il en résulte qu'un œil subit une déviation divergente; au contraire, en corrigeant dans ces cas l'hypermétropie avec des lentilles convexes adaptées, on effectue de suite et on maintient d'une manière prolongée la convergence voulue; alors aucune divergence ne se manifeste plus, même lorsqu'on couvre les yeux avec la main. L'accommodation et la convergence sont des phénomènes étroitement liés entre eux dans l'œil normal comme aussi dans l'œil amétrope, bien que dans celui-ci leur connexion réciproque ne soit plus la même que dans l'œil emmétrope. Mais les lois de l'accommodation relative ne restent en vigueur que lorsque l'accommodation relative est possible elle-même, c'est-à-dire quand existe la fixation binoculaire[1]. C'est pour celle-ci, en effet, qu'ont été précisément trouvées les lois susdites, et dès lors la fixation binoculaire est une condition indispensable de l'accommodation relative elle-même. Cependant la théorie de Donders sur le strabisme applique sans distinction, à toute position de convergence en général, le rapport trouvé entre la convergence et l'accommodation dans la fixation binoculaire, et ici il y a avant tout une contradiction aux lois mêmes de Donders. Dans le strabisme, la fixation binoculaire est abolie et par conséquent les lois de l'accommodation relative, qui n'ont de force que dans les limites de celle-là, cessent aussi d'être en vigueur.

Certainement tout ceci ne suffit pas. On peut nous

[1] Qu'on se souvienne ici que *Reymond* appelle „accommodation relative" le rapport qui existe entre la contraction du droit interne et l'accommodation *en général*, par conséquent aussi dans la vision monoculaire.

demander la preuve directe de l'abolition réelle du rapport entre l'accommodation et la convergence sitôt que la fixation binoculaire n'existe plus. Mais il n'est pas difficile de fournir cette preuve : je la prends dans les conditions déjà trouvées de la position de repos.

Dans le plus grand nombre des yeux emmétropes et hypermétropes cette position est la convergence. C'est donc précisément quand cesse l'accommodation, quand aucune fixation précise n'existe plus, que le strabisme convergent physiologique apparaît. Dans la fixation des objets très éloignés, la contraction des muscles droits externes est nécessaire. Même pour beaucoup d'yeux myopes qui doivent aussi omettre l'effort d'accommodation dans le regard à distance, la position de repos est la convergence.

J'ai expliqué au commencement de ce mémoire que dans les expériences pour trouver la position de repos, on n'obtient ce résultat que d'une manière approximative. La tendance à la fixation binoculaire est si puissante qu'elle se fait sentir même dans les délicates expériences d'équilibre et qu'elle empêche, dans la position de repos, une convergence aussi forte que celle que l'on obtient, lorsque, par un long exercice, on a appris la manière de relâcher volontairement ses muscles oculaires. A cause de cela on pourrait peut-être nous objecter que dans ces expériences l'accommodation avait lieu pour le point lumineux distant de 6 mètres et que l'œil couvert convergeait synergiquement. Cette objection se réfute non seulement par les observations exposées en commençant, et au moyen desquelles j'ai trouvé la position de repos de mes yeux, mais encore par la manière de se comporter des yeux hypermétropes et des emmétropes dont la position de repos est la divergence, malgré les conditions absolument normales de leurs muscles. Dans ces individus la position de repos est toujours la divergence que les yeux s'accommodent pour le point lumineux ou non, tandis que dans la fixation binoculaire, la convergence est irréprochable[1]. Et puis cette objection ne peut tenir contre le fait que, dans les expériences sur la position de repos, la convergence va seulement jusqu'à un certain point, et que, en deçà de cette limite, même avec une accommodation précise, apparaissent les doubles images croisées, de sorte que la convergence absolue représente en ce cas une divergence relative. — On ajoute encore d'autres observations sur le regard latéral, observations dont nous parlerons plus loin, et qui prouvent également que la position de repos peut être la convergence avec accommodation relâchée et la divergence avec accommodation tendue. — C'est pourquoi, avec l'exclusion d'un œil, il se pourrait encore que, à la suite de la tendance forcée à la fixation binoculaire qui se ferait toujours sentir, le droit externe se contractât quand la position de repos est la convergence, et le droit interne quand c'est la divergence, et à cause de cela on n'obtiendrait pas, dans les expériences décrites plus haut, la position précise de repos, mais seulement une position qui s'en rapproche; mais toute synergie entre la convergence et l'accommodation binoculaires est enlevée quand cesse la fixation binoculaire.

On ne peut donc invoquer la dépendance de l'accommodation par rapport à la convergence pour expliquer le strabisme comme une espèce particulière de mouve-

[1] Et également — devons-nous ajouter — cette objection se réfute par la manière de se comporter des yeux myopes, dont la position de repos est la convergence et qui eux aussi en fixant un point lumineux lointain relâchent leur accommodation.

ment forcé de nature active. Il faut admettre, au contraire, que le strabique, en renonçant à la fixation binoculaire, s'affranchit des lois de l'accommodation relative, pour rendre libre l'accommodation monoculaire et la soustraire à la convergence binoculaire forcée. Mais c'est seulement plus loin que, sur ce point encore, nous pourrons nous étendre davantage. Pour le moment je formulerai mon hypothèse en ces termes:

Le strabisme est l'abandon de la fixation binoculaire, par lequel un œil reste perpétuellement dans la position qui lui avait toujours été propre à l'état de repos. Si celle-ci était la convergence, il s'établit un strabisme convergent, si c'était la divergence, un strabisme divergent; si c'était le parallélisme, il ne peut s'établir aucune position strabique absolue. Pour donner plus de valeur à cette hypothèse, il conviendrait avant tout de préciser maintenant, comment se comporte la position de repos dans les différentes conditions de réfraction.

Soumettant les expériences ci-dessus décrites à un examen systématique, j'exécutai une longue série d'épreuves comparées dans les divers états de réfraction, et non seulement dans les deux typiques, mais encore dans les différentes formes de l'astigmatisme et de l'anisométropie. J'obtins les résultats suivants:

Dans tous les états de réfraction on peut rencontrer toutes les modalités possibles de la position de repos. Par rapport aux deux anomalies typiques, l'hypermétropie et la myopie, il existe des rapports analogues à ceux qui existent entre celles-ci et les formes typiques de strabisme. Dans l'hypermétropie la position de repos est, pour le plus grand nombre des cas, la convergence, dans la myopie la divergence. Dans l'emmétropie on trouve, en règle générale, la convergence. Voici à cet égard quelques données numériques. Sur les 57 élèves du séminaire pédagogique, j'en trouvai 10 myopes. Parmi ceux-ci deux seulement présentaient la convergence comme position de repos; tous les autres la divergence. Sur 16 hypermétropes aucun ne présentait la divergence; chez tous, la position de repos était la convergence. Parmi 27 emmétropes, 2 présentaient la divergence, 2 le parallélisme, tous les autres la convergence. De 3 astigmatiques myopes 2 présentaient la convergence, 1 la divergence. Sur les 40 élèves environ, de Goltz, je trouvai 16 myopes, parmi lesquels 9 présentaient la divergence comme position de repos. Parmi les 22 myopes examinés dans la clinique, 14 présentaient la même condition. Je me contenterai de ces données et je n'entrerai point dans des particularités plus minutieuses. Seulement ici, à Strasbourg, j'ai examiné dans ces derniers mois 65 myopes et 86 tant emmétropes qu'hypermétropes. Parmi les premiers il y en avait 41 chez lesquels la position de repos était la divergence; parmi les derniers, 68 présentaient la convergence.

Ces faits prouvent non seulement que pour la plus grande partie des individus la position de repos est la convergence, mais ils démontrent encore que la manière de se comporter des yeux hypermétropes et des yeux myopes non strabiques, par rapport à leur position de repos, est tout à fait semblable au rapport des yeux strabiques relativement à la direction de leur strabisme. Dans les hypermétropes c'est la convergence qui prévaut, chez les myopes la divergence; et la prépondérance numérique de la convergence parmi les premiers est encore plus forte que celle de la divergence parmi les myopes. Les conditions prédisposantes du strabisme sont donc données par la position normale de repos.

Comme on a cherché la cause du strabisme dans les conditions de tension élastique des muscles, dans le rapport entre l'adduction et l'abduction, l'idée se présente naturellement d'étudier aussi tout d'abord, sous ce même point de vue, la position de repos de l'œil.

Ce fut d'après les principes établis par de Græfe que je commençai les épreuves nécessaires d'abduction et d'adduction; mais je m'assurai bien vite que, pour l'étude de ces faits, il suffisait d'établir le rapport entre l'adduction et l'abduction dans la fixation d'objets lointains. A la distance de 6 mètres on place une lumière au même niveau que les yeux de l'individu examiné, après quoi on lui met devant les yeux des prismes, d'abord avec base interne, puis avec base externe. Les valeurs qu'on obtient de cette manière, pour l'abduction dans la fixation au lointain, ne diffèrent guère de celles obtenues avec le plan du regard abaissé, en tenant d'abord la lumière proche et en l'éloignant ensuite peu à peu. Les valeurs que l'on obtient pour l'adduction sont naturellement plus petites que d'ordinaire; mais aussi avec la méthode de Græfe elles sont également trop petites. En effet, pour obtenir toute la valeur de l'adduction, il faudrait vraiment faire fixer tout d'abord la lumière à la distance de 6 mètres, avec le plan du regard élevé, et puis rapprocher peu à peu la lumière jusqu'à 30 cm. Toutefois, l'essentiel est d'obtenir des valeurs comparables, et pour cela il est important de mesurer avec la même mesure, tandis qu'il est tout à fait indifférent que la mesure par elle-même soit de telle ou telle grandeur. C'est pourquoi, dans la revue des expériences suivantes, je ne citerai que par exception les résultats obtenus avec la méthode de Græfe, d'autant plus que, en comparant simplement les valeurs de l'adduction et de l'abduction obtenues avec la fixation à 6 mètres de distance, les oscillations des chiffres correspondants sont beaucoup plus petites. En effet, comme il est facile de s'en convaincre, dans l'œil normal, l'abduction au lointain varie entre 4° et 6°, l'adduction au lointain entre 14° et 24°. Toutefois l'adduction supérieure à 20° est rare; le plus souvent on a de 14° à 16°. Une abduction supérieure à 6° et une adduction inférieure à 12° doivent être considérées comme anormales.

En comparant les valeurs d'adduction et d'abduction avec la position de repos des yeux amétropiques, on trouve des résultats très différents.

Tout d'abord, la position de repos peut être la divergence, tandis que l'abduction est augmentée et l'adduction très bonne.

Exemple :

S. J., Myopie = 1 D et 3 D. Position de repos : divergence. — Il n'y a pas trace de divergence dynamique dans les expériences ordinaires.

Abduction = 12°.
Adduction = 22°.

On pourrait, dans ce cas, être porté à expliquer la divergence à l'état de repos par la prépondérance élastique des droits externes, l'adduction étant très bonne. Mais il y a des cas où l'abduction ne dépasse pas les limites normales et où l'adduction, au contraire, est plus étendue qu'à l'état normal et dans lesquels cependant la position de repos est la divergence.

Exemple :

W. B., Hypermétropie.

Abduction = 6°.
Adduction = 25°.
Position de repos : divergence.

Si la prépondérance musculaire était décisive, la convergence devrait être dans ce cas la position de repos. — On rencontre également, dans les hypermétropes, la convergence comme position de repos, bien que l'abduction soit plus forte et l'adduction plus restreinte qu'à l'état normal.

Exemple:

Z., Hypermétropie de 4 à 5 D.
Abduction au lointain = 10°.
Adduction de près (selon Græfe) = 20°.
Position de repos: convergence.

Il est ensuite facile de constater que, tant dans l'hypermétropie que dans la myopie, il peut y avoir insuffisance des muscles droits internes et même strabisme divergent réel relatif, la convergence restant quand même la position de repos. On ne peut donc ramener la position de repos en général aux seules conditions des muscles, bien que cela soit admissible dans quelques cas spéciaux. Ainsi, par exemple, dans le cas suivant, la position de repos doit s'expliquer en partie par la faiblesse absolue des muscles droits internes.

Docteur K., médecin.
Hypermétropie = 8 D.
Abduction = 10°.
Adduction = 2°, de près = 8°.
Position de repos: divergence.

Sans correction au moyen de lentilles il existe un strabisme divergent réel relatif; avec les lunettes, on obtient encore pendant un court espace de temps la fixation binoculaire.

On peut même citer une série de cas dans lesquels les conditions des muscles étaient tout à fait égales, et cependant les positions de repos différentes.

Exemples :

1) M. W., étudiant.

Hypermétropie = 2 D.
Abduction = 6°.
Adduction = 8°.
Strabisme divergent réel relatif. Position de repos : convergence.

2) Doct. O., médecin en chef d'état-major.

Myopie = 3 D.
Abduction = 6°.
Adduction = 8°.
Strabisme divergent réel relatif. Position de repos : divergence.

En jugeant d'après ces deux derniers cas, on pourrait croire que la position de repos ne dépend pas des conditions des muscles, mais de l'état de réfraction. Mais ceci encore ne peut amener à établir une loi générale, parce que, comme le prouvent les exemples suivants, les positions de repos peuvent être différentes, bien que l'état de réfraction soit identique et les conditions des muscles absolument égales.

Exemples :

1) Z. F.

Hypermétropie = 2 D.
Abduction = 6°.
Adduction = 12°.
Position de repos : convergence.

2) M. M.

Hypermétropie = 2·3 D.
Abduction = 6°.
Adduction = 12°.
Position de repos : divergence.

Bien plus, on peut dire en général que la position de

repos n'est liée, dans le cas concret, à aucun état de réfraction déterminé. Dans les degrés les plus élevés de myopie, on trouve aussi bien la convergence que la divergence; et dans le premier cas, comme je l'ai déjà mentionné, il peut coexister une insuffisance des muscles droits internes et même un strabisme divergent relatif, comme dans le second il peut y avoir une énorme exagération de l'adduction. Ainsi, par ex., le docteur Hoffmann, qui s'est occupé d'une manière spéciale des rapports entre les conditions des muscles et l'état de réfraction, présente une myopie de 9 dioptries et une des plus fortes adductions qui se soient jamais observées, — elle est de 90°, — et cependant son état de repos est la divergence. De même dans les degrés élevés d'hypermétropie on trouve aussi bien la divergence que la convergence comme état de repos.

Il faut donc, en conséquence, se contenter du fait ci-dessus établi, à savoir, que chez les myopes, dans le plus grand nombre de cas, la position de repos est la divergence, chez les hypermétropes et les emmétropes, la convergence. Ceci ne dépend ni des seules conditions des muscles, ni de la seule réfraction, mais bien de ces deux facteurs à la fois et d'autres encore inconnus jusqu'ici, comme, par ex., de la conformation de l'orbite, la topographie des parties fibreuses et molles qui environnent l'œil, la position de l'entrée du nerf optique (peut-être aussi l'angle *a*). En général, les circonstances qui favorisent la convergence se trouveront plus souvent dans l'emmétropie et l'hypermétropie que dans la myopie.

Notre vision normale est une lutte soutenue dans l'intérêt de la fixation binoculaire contre la tendance des yeux à prendre leur position de repos. L'impulsion à la fixation binoculaire est si puissante, que non seulement les emmétropes et beaucoup d'amétropes ne réagissent point par des déviations dynamiques lorsqu'ils sont soumis à ce qu'on appelle l'expérience d'équilibre, mais encore excluant un œil, après la fixation d'un point éloigné, cet œil reste dans la position de fixation qu'il avait prise. Les exceptions sont très rares et doivent s'expliquer en partie par la possibilité du parallélisme comme position de repos. En d'autres cas, on peut constater que là encore la tendance à la fixation binoculaire èst si grande, que l'œil est empêché de prendre sa position de repos, la diplopie ne se produisant que par la clôture des paupières. Le parallélisme est donc en tout cas très rare, et en dehors de ces cas très rares, la position de repos, comme je crois l'avoir démontré, est précisément une véritable position strabique.

De ce qui vient d'être dit, il résulte que la tendance à la fixation binoculaire peut être très différente chez divers individus et qu'un œil peut prendre la position de repos plus facilement que ne le peut un autre. Comme ensuite, la position de repos peut être aussi bien la divergence que la convergence, il faut aussi admettre la possibilité que ces deux positions présentent différents degrés; j'ai même déjà indiqué plus haut le moyen de déterminer ce degré. Ce sont certainement ces rapports qui expliquent les convergences et les divergences connues que l'on observe dans beaucoup d'hypermétropes, en couvrant leurs yeux avec la main, tandis que dans beaucoup de personnes l'œil se maintient dans la position de fixation qu'il avait prise. Si, sous la main qui le recouvrait, l'œil déviait en dedans, cela signifiait qu'il revenait à sa position de repos, qui était une convergence plus forte; s'il se déplaçait un peu en dehors, c'était signe que sa position de repos était une convergence plus légère, équivalant à une divergence relative. Ces cas constituent la transition entre l'état normal, dans lequel la diplopie ne s'obtient qu'au moyen des expériences décrites au commencement de ce mémoire, et le vrai strabisme. Si on le veut, on peut les appeler les formes physiologiques du strabisme. Schweiger les attribue, comme le véritable strabisme, à un défaut d'équilibre de l'élasticité des muscles oculaires. Mais, comme nous l'avons vu, la position de repos dépend encore d'autres facteurs.

On comprend de suite que, dans les cas semblables à ceux qui viennent d'être décrits, on puisse être facilement induit à faire le diagnostic d'une insuffisance des droits internes, là où celle-ci n'existe point. Comme l'a parfaitement expliqué Schweiger[1], ceci se vérifie souvent aussi dans la myopie. Seulement il faut énoncer clairement la cause de ce fait : la main qui recouvre l'œil l'exclut de la fixation binoculaire et il reprend sa position de repos. Que dans ces cas il s'agisse précisément d'une déviation comprise dans les limites physiologiques (déviation correspondant sans doute au déplacement de la latitude de l'accommodation relative), c'est ce que démontrent les épreuves avec les prismes, desquelles il résulte que l'adduction et l'abduction sont normales.

Avec l'appui des faits prouvés ci-dessus, il sera facile maintenant de trouver le passage des formes physiologiques du strabisme aux formes vraiment pathologiques.

La vision normale est une lutte que les muscles oculaires soutiennent contre les résistances naturelles, dans l'intérêt de la fixation binoculaire[2]. Or lorsqu'un œil, pour un motif

[1] *Klinische Untersuchungen über das Schielen,* pag. 64 et 65.

[2] Il en est des muscles oculaires comme de tous les muscles des extrémités; pourquoi un homme ivre ne peut-il marcher qu'en chancelant, pourquoi voit-il double ?

quelconque, devient incapable de prendre part à cette lutte, ou lorsque les deux yeux perdent la faculté de la soutenir d'une manière égale, un œil ou les deux yeux alternativement retournent à leur position de repos. Les causes qui produisent l'abandon de la fixation binoculaire peuvent être de diverse nature et résider, ou dans les muscles ou dans l'œil lui-même, ou enfin dans celui-ci et dans ceux-là en même temps. Dans le plus grand nombre des cas, elles sont certainement placées dans les yeux et nous sont suffisamment connues. Elles consistent en premier lieu en différences de réfraction et en états amblyopiques de toute espèce. En outre, il faut rapporter ici les causes locales et générales qui peuvent diminuer ou abolir temporairement l'accommodation.

Si, pour beaucoup de personnes dans des conditions normales, il suffit d'exclure un œil de la fixation binoculaire, en le couvrant avec la main, pour le faire retourner à sa position de repos, on comprend qu'une cause morbide, continue, excluant un œil de la fixation binoculaire, lui fera d'autant plus facilement reprendre et conserver cette position.

Chez les hypermétropes, la position de repos est de règle la convergence. Si donc, pour cause d'amblyopie congénitale ou d'une forte anisométropie, ou pour une autre cause semblable, un œil est empêché de prendre part à la fixation binoculaire, le degré de convergence requis par la loi de l'accommodation relative deviendra bientôt impossible ou peut-être même n'aura jamais été obtenu, puisqu'il ne s'obtient qu'au bénéfice de la fixation binoculaire (qu'il ne faut pas confondre avec la vision binoculaire), et l'œil exclu de la fixation centrale, tant que l'individu fixe avec l'autre, meilleur, ne peut faire autre chose que reprendre sa position de repos. Si celle-ci était une forte convergence, il en résulte un strabisme convergent; si la position de repos était une faible convergence, il peut s'établir, ou définitivement ou seulement dans le principe, un strabisme divergent relatif, lequel toutefois, à la suite des atrophies secondaires dans le droit externe relâché ou des contractions dans le droit interne, pourrait se changer en strabisme convergent absolu.

Dans ces cas la chose est claire et simple. Mais comment se comportent les choses, lorsque les deux yeux sont hypermétropes à un degré léger et égal et qu'ils possèdent l'acuité visuelle normale? On sait que, dans la vision monoculaire, nous disposons pleinement de toute la latitude de notre accommodation; dans la vision binoculaire, au contraire, nous sommes soumis à la loi de l'accommodation relative. C'est pourquoi l'hypermétrope peut facilement, malgré le déplacement de la latitude d'accommodation relative, tel qu'il se produit dans les yeux hypermétropes, se trouver en position de ne pouvoir longuement ou point du tout soutenir le degré d'accommodation requis par une convergence déterminée, puisque la partie positive de la latitude d'accommodation relative se trouve trop petite par rapport à la partie négative. Maintenant, comme il est difficile, ainsi que nous l'avons vu, d'obtenir, en absence du pouvoir accommodatif, la convergence qui y est liée, — soit que celle-ci doive être soutenue par les droits internes ou par les externes — un œil ou les deux alternativement prennent la position de repos. Ainsi l'hypermétrope, renonçant à la fixation binoculaire, s'affranchit des lois de l'accommodation relative dont la partie positive est trop petite; son accommodation relative devient libre pour la vision monoculaire, et l'asthénopie doit cesser en tout ou en partie.

Donc, en s'en tenant à la lettre, l'explication de Donders reste en vigueur: une convergence plus forte donne lieu à une accommodation plus forte, mais en réalité les choses se comportent à l'opposé de ce qu'on pourrait penser d'après la doctrine de Donders. Ce n'est pas une contraction active ou passive du droit interne qui produit par synergie une contraction plus forte du muscle ciliaire dans l'autre œil, mais le relâchement du droit externe de l'œil strabique qui délivre l'autre œil du lien de la convergence binoculaire et par suite de l'accommodation relative.

En s'en tenant aux rapports trouvés pour la position de repos, l'activité des muscles oculaires dans la fixation des objets est bien plus compliquée qu'on ne l'a supposé jusqu'ici. Quand la position de repos est la divergence, les conditions sont encore simples. Dans ce cas les droits internes se contractent déjà pour la vision au lointain, et ils se contractent d'autant plus que la divergence, à l'état de repos, était plus grande. Dans la vision de près, les besoins croissent d'une manière correspondante. Si au contraire la position de repos est la convergence, les droits externes devront, dans la vision au lointain, se contracter avec plus ou moins de force ; et dans la vision de près, les droits externes et les internes devront régler la direction de l'œil tant que le point fixé se trouve encore au delà de la position de repos, et la distance de ce point peut, dans certains cas, être très petite.[1]

[1] A égalité de forces musculaires, les myopes doivent donc, en général, fatiguer bien plus les droits internes que les hypermétropes. Ce fait explique en partie la fréquence de l'asthénopie musculaire chez les premiers, et d'autre part l'adduction parfois énorme résultant de l'exercice des droits internes, déjà forts primitivement.

Si dans les hypermétropes, la position de repos est une forte convergence, et si dès lors, pour la fixation binoculaire même à petite distance, il faut une contraction active des droits externes, le relâchement d'un droit externe dans le strabisme peut avant tout être un phénomène involontaire de pure lassitude. Il se vérifiera facilement quand les droits internes sont faibles, difficilement quand ils sont forts. Le fort développement des droits externes chez les hypermétropes est dû souvent sans doute à l'exercice, quand la position de repos est une forte convergence ; et c'est ainsi, et non comme insuffisance relative des droits internes, que s'explique le fait trouvé dans beaucoup de cas par Ulrich [1], d'un pouvoir exagéré d'abduction sans que le pouvoir d'adduction fut diminué. C'est ce que prouve encore le cas décrit par Ulrich [2], de strabisme convergent dynamique avec hypermétropie et abduction renforcée — cas qui parut « remarquable » à l'auteur susdit. L'apparente contradiction qui existait est maintenant écartée.

Sous ce rapport, les observations faites par Ulrich [3] sur ses propres yeux, sont particulièrement intéressantes. Ce qui, à mon avis, donne une force de démonstration toute spéciale pour les choses dites précédemment, c'est qu'elles proviennent d'un ophtalmologue. Quand Ulrich, au moyen de forts verres concaves, se rendait fortement hypermétrope, le strabisme convergent avec alternance inconsciente se produisait en lui et ce ne fut que par l'étude qu'il le reconnut tel. Notre collègue Ulrich est

[1] *Die Aetiologie des Strabismus convergens hypermetropicus*, pag. 22 et suiv.

[2] *Ibidem.*

[3] *L. c.* pag. 33.

une des rares personnes chez lesquelles on n'arrive pas à produire la diplopie au moyen des expériences décrites au commencement de ce travail. Mais il constata fort bien sur lui-même la diplopie homonyme comme phénomène de lassitude (p. ex. après un repas, au théâtre), et moi, je constatai sur lui la réalité de ce fait, dans le regard fortement latéral, au moyen de l'expérience que je décrirai plus loin. Il n'y a donc pas de doute que sa position de repos soit la convergence, mais la tendance à la fixation binoculaire est si puissante que dans les expériences ordinaires, sous la main qui couvre l'œil, le droit externe se contracte encore, et cela tandis que l'adduction est extraordinairement forte (100°).

Dans la pratique journalière même, les cas d'apparition du strabisme convergent par lassitude ne sont pas très rares (Ulrich en décrit aussi); mais ici il fut directement constaté.

Cependant le passage à la convergence, qui représente la position de repos, peut aussi être déterminé par la cessation volontaire de la contraction du droit externe, c'est-à-dire par le relâchement volontaire de ce muscle. En effet, si un emmétrope, avec des muscles normaux, peut arriver à faire prendre volontairement à ses yeux la position de repos, il faut certainement qu'un hypermétrope, avec prépondérance des droits internes, y arrive d'autant plus facilement, étant donné que sa position de repos soit la convergence. Nous revenons par cette voie à la thèse connue de Mauthner, « que le strabisme convergent hypermétropique est un jeu de force dont tous ne sont pas capables ». Il suffit de se rappeler combien il y a de personnes qui ne peuvent employer un œil seul pour voir certains objets, sans fermer l'autre, et combien il y en a aussi qui ne peuvent fermer un œil seul. De fait, il faut dans certains cas un talent ou un exercice spécial pour ne pas opérer une contraction musculaire, pour l'omettre volontairement. L'hypermétrope strabique y arrive souvent par une circonstance fortuite, qui se vérifie p. ex. à l'occasion d'une kératite, d'une parésie d'accommodation ou encore simplement d'une forte lassitude occasionnée par un regard de près, longtemps soutenu, qu'un œil soit directement exclu de la fixation binoculaire ou qu'il prenne autrement la position de repos et que l'accommodation s'affranchisse alors de la convergence. « L'hypermétrope strabique, dit Gräfe, a su « accidentellement que cette position est la plus avanta-« geuse pour lui. » Notre illustre maître reconnut la vérité par intuition, seulement il ne pouvait encore l'expliquer complètement.

La manière connue de se comporter de ces hypermétropes qui, quand on les y invite, peuvent dans la vision de près, produire volontairement la déviation strabique, prouve, elle aussi, que le strabisme n'est pas un mouvement forcé (Zwangsbewegung) dans le sens ordinaire de ce mot, parce que s'il l'était, il ne pourrait se produire volontairement.

Dans son ensemble le tableau que nous présente le strabisme convergent des hypermétropes doit donc se comprendre de cette manière : Dans le strabisme stable, un œil a pris la position de repos qui lui est propre, et cela s'est produit soit parce que l'œil était originairement inapte à prendre part à la fixation binoculaire, soit parce que l'affranchissement de l'accommodation relative s'est imposé comme une nécessité et a été favorisé par une quantité de circonstances fortuites. Telles sont : une forte convergence comme position de repos, la prépondérance des droits internes qui peut être en rapport avec cette position sans en être la cause unique, et avant tout l'aptitude à prendre facilement la position de repos. — Dans le strabisme périodique un œil prend la position de repos ou bien à cause de la lassitude directe des droits externes, ou bien, parce que de temps en temps l'individu relâche volontairement ces muscles pour s'affranchir de l'accommodation relative dans l'intérêt d'un plus grand travail fonctionnel. En regardant à une grande distance, ces hypermétropes, affectés de strabisme périodique, peuvent plus facilement supporter la dépendance de l'accommodation relative, l'effort qu'elle demande étant léger, et dès lors ils s'y assujetissent dans l'intérêt de la fixation binoculaire. C'est à tort qu'on a appelé *regard perdu* le regard au lointain. La tendance à la fixation binoculaire est si puissante que toujours l'attention se porte spontanément sur un objet, et l'activité des muscles oculaires se règle, dans ce cas, absolument comme celle des membres inférieurs dans la marche et celle de toute la musculature dans le maintien de l'équilibre du corps. C'était donc une fausse idée de supposer qu'on eût ici la position de repos ; la facilité avec laquelle on opère un effort nous trompe sur sa nature. Si, au commencement du strabisme périodique, on donne des lunettes convexes aux hypermétropes, souvent le strabisme lui-même cesse. Ce qui arrive souvent au lointain sans lentilles correctrices, peut s'obtenir maintenant pour toutes les distances, puisque l'émancipation des lois de l'accommodation relative a cessé d'être une nécessité ; la fixation binoculaire rentre dans ses droits, puisque les yeux sont maintenant en état de satisfaire aux exigences de l'accommodation relative.

Chez les hypermétropes, la position de repos n'est pas toujours la convergence; dans quelques cas c'est la divergence. Si, en outre, les droits internes sont insuffisants, le strabisme divergent, qui ne peut être que relatif si la position de repos est la convergence, doit naître facilement. La faiblesse absolue des droits internes, unie à la position de repos divergente, suffit par elle-même pour déterminer le strabisme divergent qui naît dans ce cas par voie de simple lassitude des muscles, toute convergence soutenue étant absolument impossible. Dans ces cas aussi, la tendance à la fixation binoculaire se fait encore sentir pendant un court espace de temps, s'il n'existe pas une forte anisométropie et si, dans les deux yeux, l'acuité visuelle est en bonnes conditions, spécialement après qu'on a corrigé l'anomalie de réfraction avec les lunettes adaptées. Mais, même sans que la cause soit placée dans les muscles, un œil peut, dans des conditions tout à fait identiques, prendre sa position de repos divergente. Même avec hypermétropie modérée et acuité visuelle parfaite, le strabisme divergent peut naître, parce que la position de repos, dans ce cas aussi, comme dans celui du strabisme interne, affranchit également l'œil fixant de l'accommodation relative.

Ce n'est donc pas par elle-même que l'hypermétropie donne lieu au strabisme convergent, mais seulement par le motif que chez les hypermétropes la position de repos est le plus souvent la convergence. Les causes les plus éloignées de ce fait échappent pour le présent à notre appréciation. Je crois avoir démontré plus haut qu'on ne peut pas en effet en accuser la seule anomalie de réfraction, et mes résultats concordent en substance avec l'opinion soutenue par Schweiger sur ce point spécial.

Nous devons mentionner encore l'habitude de regarder en direction fortement latérale comme cause coadjuvante pour l'origine du strabisme convergent. Donders[1] explique

[1] *Refractionsanomalien*, pag. 251.

ainsi le fait: « que le point fixé ne peut être vu que par un œil, tandis que le champ visuel de l'autre est limité par le nez; et quand un œil seul voit l'objet, alors le second manque de guide pour ses mouvements et rien ne s'oppose à ce que, dans l'intérêt de la vision précise, l'hypermétrope fasse un mouvement exagéré de convergence. »

Je trouvai d'abord pour mes propres yeux que, avec un regard fortement latéral et fixation d'un objet lumineux distant de 6 pieds, ils prennent très facilement la position de repos, de sorte que l'objet apparaît en double image homonyme, l'une assez éloignée de l'autre. La même chose se produit chez M. Ulrich avec lequel j'ai fait cette expérience. MM. Goltz et Ewald, dont la position de repos est la divergence, ont indubitablement dans ce cas des doubles images croisées[1]. C'est pourquoi je crois que la chose s'explique maintenant plus simplement. Les hypermétropes apprennent facilement dans les regards latéraux comment on peut faire prendre volontairement à un œil la position de repos, et obtenir ainsi tous les avantages qui en dérivent pour la fixation monoculaire.

Dans la myopie les conditions sont l'opposé de celles qui existent dans l'hypermétropie. Tandis que dans celle-ci, pour le plus grand nombre des cas, la position de repos est la convergence, dans la myopie c'est la divergence. Et puis, tandis que les hypermétropes peuvent être intéressés à faire prendre à un œil la position de repos et à

[1] Dans ces expériences, l'accommodation peut, selon qu'il s'agit d'emmétropie, d'hypermétropie ou de myopie, être renforcée ou relâchée au moyen de la fixation ferme avec un œil ou avec l'autre sans que change, pour cela, la position du repos. Voy. plus haut, pag. 12.

s'affranchir des lois de l'accommodation relative, afin que l'œil fixant ait à sa disposition toute la latitude de son accommodation, les myopes, au contraire, peuvent avoir besoin de se délivrer du lien de l'accommodation relative afin que l'œil fixant puisse relâcher complètement tout ce qui lui reste encore de son accommodation.

On sait que, chez les myopes, l'accommodation relative se déplace de telle sorte que de fortes convergences marquent des accommodations relativement légères. Mais bien que les lois de la connexion entre l'accommodation et la convergence puissent se déplacer, il ne faut pas pour cela vouloir les abolir. Chez les myopes, la convergence marque toujours l'accommodation synergique, bien que celle-ci, par l'exercice, puisse se réduire à un minimum, et plus la convergence est forte, plus l'accommodation correspondante doit être grande d'une manière absolue ou relative. Ce fait explique facilement la tendance bien connue des myopes à faire converger leurs yeux plus fortement que ne l'exige la position du *punctum remotum*. Puis, de la tendance à augmenter, autant que possible, pour un degré donné de convergence, la partie positive de la latitude de l'accommodation relative, proviennent ensuite les troubles asthénopiques, et quand ceux-ci, dans les degrés élevés de myopie, deviennent trop gênants et qu'on ne peut plus obtenir le déplacement nécessaire de la latitude de l'accommodation relative, le myope se délivre de son asthénopie en renonçant à la fixation binoculaire et en laissant prendre à un œil sa position de repos. Il peut alors, à son gré, relâcher l'accommodation de l'œil fixant et voir à plus grande distance. Maintenant, si la position de repos, comme il arrive le plus souvent, est la divergence, le strabisme divergent se produit, lequel tout d'abord peut être seulement périodique, parce que pour les distances plus grandes la contraction des droits internes n'implique qu'une accommodation très petite ou nulle; mais plus tard il devient stationnaire. Si la position de repos est une faible convergence, le strabisme divergent relatif se produit. Si, par exception, c'est une convergence plutôt forte, parfois aussi c'est le strabisme convergent qui se produit.

Que les conditions ci-dessus exposées donnent en effet lieu à l'asthénopie (et celle-ci ensuite au strabisme), l'observateur peut s'en convaincre facilement en se rendant fortement myope au moyen de lentilles convexes. Tant qu'il regarde avec les deux yeux, il éprouve de vives sensations de douleur dans les yeux, et il est contraint, pour voir distinctement, de rapprocher l'objet. En excluant un œil, les douleurs cessent aussitôt, et on peut reconnaître clairement l'objet, même à une distance plus grande.

Conformément aux vues exposées plus haut, lorsque la position de repos est la divergence, le strabisme divergent peut se développer sans que pour cela doive nécessairement exister une insuffisance des droits internes. Mais si celle-ci existe, elle constitue naturellement une condition coadjuvante très puissante; et si les droits internes sont véritablement faibles, ce seul fait suffit pour expliquer simplement ainsi l'origine du strabisme divergent dans la myopie, comme on en explique l'origine dans l'hypermétropie par la faiblesse absolue des droits internes. Il s'agit alors d'une simple lassitude musculaire qui n'a rien de commun ni directement ni indirectement avec l'anomalie de réfraction.

Si cependant l'état des muscles est normal, ou s'il existe seulement une légère insuffisance des droits internes, les conditions sont analogues à celles qui existent dans l'hypermétropie. Le strabisme divergent des myopes est, lui aussi, dans certains cas « un jeu de force dont tous ne sont pas capables ». Si nous voyons souvent des myopes avec strabisme divergent relatif réel, qui, lorsqu'on leur demande de fixer un objet rapproché, dirigent avec précision, bien que pour peu de temps, les deux yeux sur cet objet, cette tendance à la fixation binoculaire sera d'autant plus puissante que les droits internes ne sont que peu ou point insuffisants. Ce fait nous donne l'explication des cas où la myopie n'est pas forte, les yeux se dirigent bien, et cependant il y a des troubles asthénopiques. On trouve dans ces cas l'adduction un peu affaiblie et l'abduction un peu renforcée. Le passage de ces cas à l'état normal est représenté par les cas de myopie plus faible dans lesquels les conditions des muscles sont normales, et l'œil ne présente de déviation divergente que lorsqu'on le recouvre avec la main. — Le myope, lui aussi, comme l'hypermétrope, doit avoir appris en quelque manière à prendre sa position de repos. S'il ne l'a pas appris, ou si, pour un motif quelconque, il est incapable d'omettre un effort habituel, le strabisme ne se produit pas et l'asthénopie persiste, les yeux ne pouvant se soustraire aux lois de l'accommodation relative.

En de rares cas, lorsque les droits externes sont insuffisants et que la position de repos est la convergence, le strabisme convergent peut se produire par les mêmes causes qui produisent le strabisme divergent. La myopie, elle aussi, comme anomalie de réfraction, n'est pas en rapport de causalité avec le strabisme divergent, mais elle s'y rallie seulement au moyen de cet anneau de conjonction qui est la position de repos, laquelle, dans le plus grand nombre des cas de myopie, est la divergence.

Il est ensuite évident que l'on peut aussi faire entrer facilement le strabisme parallèle, sur lequel Schweiger a de nouveau rappelé l'attention des oculistes, dans le cercle de ces considérations. Il se réduit à ces rares cas dans lesquels la position de repos était vraiment le parallélisme ou du moins s'en rapprochait beaucoup.

On sait que dans ces derniers temps, pour mieux éclaircir l'étiologie du strabisme convergent, on a recherché les causes qui empêchent le strabisme (Ulrich). Schweiger a déclaré que la question n'était pas bien posée. A ce qu'il me semble, il faut cependant admettre que Ulrich partait d'une idée juste, à savoir, qu'il faut rechercher les facteurs coadjuvants du strabisme dans les yeux normaux. Pour ma part, dans tout ce travail, je m'en suis tenu, d'une certaine manière, à une idée analogue, en tant que j'ai cherché à démontrer que les conditions du strabisme sont déjà données dans la position de repos normale, et ensuite je me suis efforcé de déterminer les facteurs qui peuvent causer ou aider l'entrée dans la position de repos. Après tout cela, les causes d'empêchement au strabisme se comprennent facilement.

Avant tout on peut se demander pourquoi tous les hypermétropes ne sont pas affectés de strabisme convergent. La réponse serait celle-ci :

1° Un certain nombre d'hypermétropes ont un strabisme divergent. Leur position de repos était la divergence, et les droits internes étaient en outre complètement ou presque complètement insuffisants.

2° Chez quelques hypermétropes la position de repos est une faible convergence, et à cause de cela ils ne peuvent être sujets qu'au strabisme divergent relatif, même quand les droits internes ne sont pas insuffisants.

3° Même sans insuffisance des droits internes la position de repos peut être la divergence.

4° Dans quelques cas la position de repos peut être le parallélisme.

5° Même lorsque la position de repos est une forte convergence, et malgré les troubles asthénopiques, quelques individus peuvent échapper au strabisme parce qu'ils ne sont point en état de relâcher dans un œil le droit externe.

6° Enfin, la majeure partie des hypermétropes ne sont point strabiques, parce que chez eux la tendance à la fixation binoculaire est trop puissante pour permettre qu'un œil prenne la position de repos, et parce que, comme l'a parfaitement expliqué Schweiger[1], les hypermétropes jeunes ont une force d'accommodation suffisante pour accommoder sans fatigue, même pour les petites distances, malgré l'hypermétropie. A l'égal des hypermétropes, et seulement avec un plus grand effort, ils restent vainqueurs dans la lutte que soutient la tendance à la fixation binoculaire contre la position de repos. En d'autres termes, pour la majeure partie des hypermétropes, — comme pour les emmétropes, — il n'existe absolument aucun motif de devenir strabiques. Quant aux degrés élevés d'hypermétropie, nous renvoyons avant tout à la statistique de Schweiger[2], qui les a trouvés rares, ni plus ni moins que ne le sont les cas de strabisme associés avec les degrés d'hypermétropie correspondants. Ici, du reste, s'appliquent les mêmes

[1] *L. c.* pag. 22.
[2] *L. c.* pag. 21.

considérations que dans le strabisme convergent des hypermétropes en général. — Enfin Donders a parfaitement raison quand il dit que pour les individus hypermétropes à un degré très élevé la déviation strabique ne sert à rien, puisque l'accommodation de l'œil fixant reste toujours insuffisante, quelle que soit la mesure dans laquelle il s'affranchisse des lois de l'accommodation relative.

Pour épuiser l'argument, on peut encore citer avec Ulrich l'antagonisme des champs visuels comme obstacle au strabisme. — Quant à l'insuffisance des droits internes, sur laquelle ce même auteur a le premier insisté expressément, je crois, d'après ce que j'ai dit précédemment, en avoir apprécié comme il convient l'importance.

De même qu'on s'est demandé pourquoi tous les hypermétropes ne sont pas affectés de strabisme convergent, de même on peut se demander également pourquoi tous les myopes ne sont pas sujets au strabisme divergent. Par analogie la réponse sera la suivante :

1° Quelques myopes sont affectés de strabisme convergent. Leur position de repos était la convergence, et peut-être y avait-il aussi insuffisance des droits externes.

2° Chez beaucoup de myopes la position de repos est la convergence. Si celle-ci est légère, le strabisme divergent relatif peut seul se produire. La même chose arrive dans les rares cas où la position de repos est le parallélisme.

3° Chez quelques myopes le strabisme ne peut s'établir, même dans des conditions d'ailleurs favorables, parce qu'ils ne peuvent apprendre à omettre volontairement les contractions du droit interne et à faire entrer ainsi l'œil dans sa position de repos.

4° Enfin, la majeure partie des myopes ne sont point strabiques, parce que dans l'intérêt de la fixation binoculaire ils peuvent rester soumis à la loi de l'accommodation relative et qu'ils apprennent à déplacer les limites de celle-ci, de manière à réduire à un minimum les efforts synergiques d'accommodation.

L'obstacle principal au strabisme, pour les amétropes, comme il doit l'être aussi pour les emmétropes, consiste donc simplement dans la tendance à la fixation binoculaire. C'est pourquoi, dans un certain sens au moins, on peut soutenir logiquement l'idée qui explique le strabisme par le manque d'obstacles capables de l'empêcher.

La question des obstacles apportés au strabisme acquiert une importance un peu plus grande pour le strabisme paralytique. Spécialement en ce qui regarde la paralysie de la 6e paire, on peut se demander pourquoi un strabisme paralytique ne se développe pas dans tous les cas où elle se produit.

A cette question encore il est désormais facile de répondre, que, si par suite d'une paralysie de la 6e paire, le strabisme convergent paralytique se produit ou non, cela dépend de la position de repos. Si celle-ci était originairement la divergence ou le parallélisme, le strabisme convergent ne peut se produire. Si, au contraire, c'était la convergence, le degré et le temps plus ou moins long, dans lequel se développera le strabisme convergent paralytique, dépendront du degré de cette convergence et de l'état des droits internes. De même, la cause de la paralysie venant à cesser, la guérison du strabisme paralytique déjà établi devra dépendre de la position de repos, moyennant la reprise de la lutte pour la fixation binoculaire.

On devra généralement dire la même chose de la guérison spontanée du strabisme, sur laquelle Schweiger a également rappelé de nouveau l'attention des oculistes. Or, comme ces guérisons spontanées arrivent généralement dans la période de la vie où l'organisme n'a pas encore cessé de croître, il n'est pas difficile de se faire une idée du mode suivant lequel s'opère le changement de la position de repos, avec la croissance du bulbe oculaire et de ses annexes. On peut supposer aussi que les différences de réfraction qui existent disparaissent parfois avec la croissance de l'organisme et que par suite la lutte pour la fixation binoculaire, qui avait été abandonnée pendant quelque temps, soit reprise dans des conditions plus favorables. Toutefois, d'après ce que nous en savons, cette dernière éventualité ne peut être que fort rare.

Avant de terminer, je dois encore examiner une objection que l'on pourrait faire à la théorie du strabisme que j'ai exposée. Cette objection concerne la position des yeux dans le sommeil. On trouve dans plusieurs auteurs que pendant le sommeil le strabisme disparaît. *A priori* ceci serait possible, parce que la déviation d'un œil, due à sa position strabique déjà devenue permanente, peut dans certaines conditions, durant le sommeil, se réduire en apparence de moitié. Lorsqu'un œil est soumis au strabisme, il est facile de constater que, partant de sa position strabique, il exécute encore, de concert avec l'autre œil, les mouvements associés. Tandis que l'œil strabique entre dans sa position de repos convergente, l'autre sort déjà de la sienne, au moyen d'une contraction du droit interne, pour fixer un point situé dans la ligne médiane, et l'œil strabique doit exécuter en dedans un autre mouvement associé. Les choses doivent se comporter d'une manière analogue dans le strabisme divergent. Je dois, d'ailleurs, renvoyer les lecteurs aux observations de Græfe et à celles plus récentes de Rählmann[1]. Græfe a vu persister la déviation strabique pendant le sommeil. Rählmann a vu la convergence se changer en divergence, moyennant des mouvements atypiques. Donc, ou bien les yeux restent dans leur position de repos, ou bien ils en sortent au moyen d'une rotation provoquée par des mouvements réflexes inconscients.

NOTES.

1) JAESCHE[2], tout en reconnaissant que l'œil strabique tombe dans la position de repos, a émis des doutes relativement aux lois que j'ai trouvées pour cette dernière. Ces doutes sont fondés sur l'observation, que l'on obtient des images croisées, si les yeux sont dirigés en haut avant qu'on produise l'exclusion d'un œil. Cette observation est juste, mais toutes les conclusions de JAESCHE ne sont pas admissibles, parce qu'il n'a pas donné à ses observations l'étendue nécessaire.

En fixant un point lumineux, la facilité, avec laquelle l'œil

[1] *Ueber das Verhalten des schielenden Auges während des Schlafes. Klin. Monatsbl. f. Aug. Heilk.*, Band XVII, pag. 14.

[2] *Archiv f. O.*, von Knapp u. Schweiger, XV, p. 302.

tombe dans sa position de repos, est différente selon la position de la tête. En penchant la tête en arrière et en fermant en même temps les paupières, la position de repos et les images homonymes se produisent avec une facilité extraordinaire. Il en est de même quand on tient la tête droite, en fixant en même temps un point plus bas que la tête, et en laissant tomber les paupières. Mais quand on penche la tête, en fixant un point lumineux plus haut que la tête et en ouvrant largement les paupières, la position de repos ne se produit qu'après quelques exercices, et même dans ce cas la distance des images est petite, ou ne produit qu'une position qui s'approche de celle du repos. Il en est de l'œil comme du bras et de la jambe. La position de repos de la jambe est une légère flexion, mais elle ne peut prendre facilement cette position, si l'on n'est pas couché sur un plan horizontal.

Le fait est que la position de repos de l'œil est associée avec l'abaissement des paupières; on sent les muscles de l'œil se relâcher, quand on baisse les paupières, aussi bien en fixant une étoile qu'un point lumineux, situé plus bas que la tête, pourvu qu'en fixant l'étoile on penche la tête en arrière. Mais si l'on fixe l'étoile en penchant la tête en avant, de sorte qu'on soit forcé d'ouvrir largement les paupières, on ressent pendant la fixation une grande fatigue et même une douleur.

En même temps que les muscles extérieurs se relâchent, l'accommodation se relâche aussi; avec les images homonymes on voit des cercles de diffusion et l'objet fixé paraît beaucoup plus petit. Quand on approche l'objet, ou quand on met une lentille concave devant un œil, tout en gardant la position de repos, l'objet paraît clair. La connexion de tous les phénomènes, qui touchent l'accommodation et la convergence, est plus compliquée qu'on ne l'a cru jusqu'ici, et très probablement il y a une accommodation négative, dans ce sens, que la vue de loin est un effort associé au mouvement non seulement des muscles droits, mais aussi à l'action du muscle releveur des paupières.

2) Il y a des cas rares, dans lesquels la position de repos

est représentée par une superposition des yeux. Cela explique très bien la genèse des cas rares de *strabismus sursum et deorsum vergens.*

3) Quand on reste couché sur une oreille, en fixant un objet lumineux quelconque, les yeux prennent très facilement la position de repos. Avec une facilité extraordinaire on peut faire cette observation le matin, après le réveil.

4) Il y a des cas, pas trop rares, dans lesquels, d'après les règles ordinaires, on devrait diagnostiquer une insuffisance des droits internes indubitable, un strabisme divergent réel relatif, qui néanmoins n'est qu'apparent. En fixant le doigt, le malade tombe déjà en divergence, sans qu'on couvre un œil. Mais quand on corrige la réfraction avec soin, après avoir constaté p. ex. un faible astigmatisme, l'insuffisance disparaît complètement avec les verres correcteurs. Ce n'est donc pas la convergence dans ces cas qui fait défaut, c'est l'accommodation, et l'œil tombe dans sa position de repos, afin de délivrer la vue de la fixation binoculaire, l'accommodation monoculaire devenant alors plus efficace.

Strasbourg, typ. G. Fischbach. — 5153.

Fig. 1.

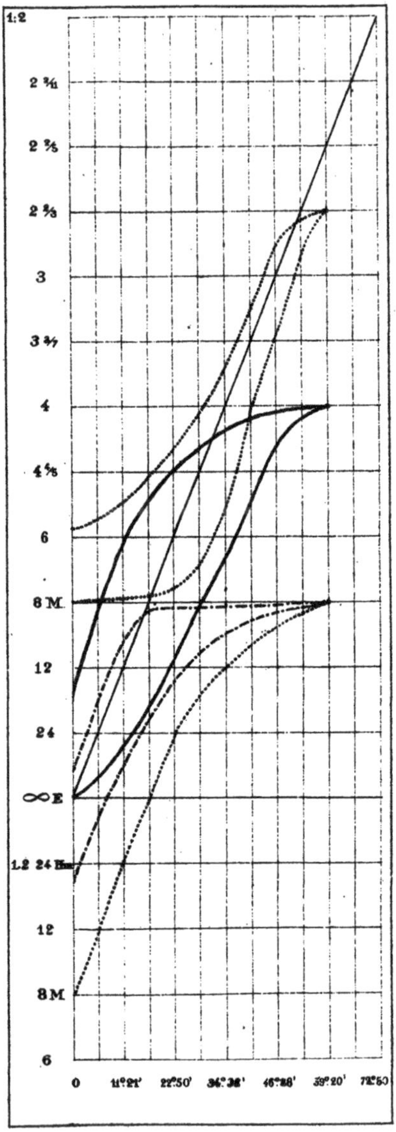

Fig. 2

O.G .... O.D. ————

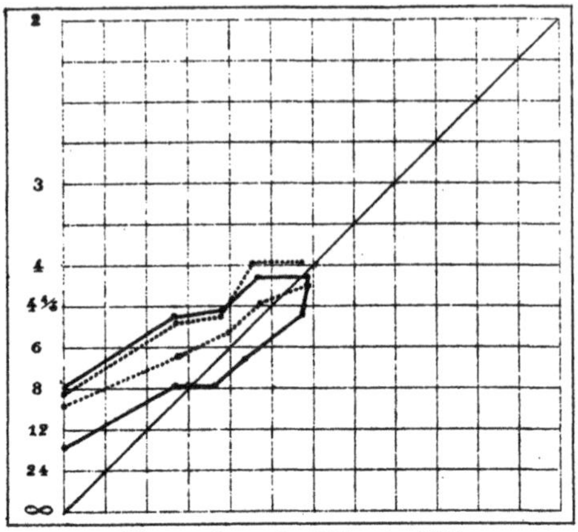

Observation du 28 Fevrier 1874

Fig. 4

O.G .... O.D. ————

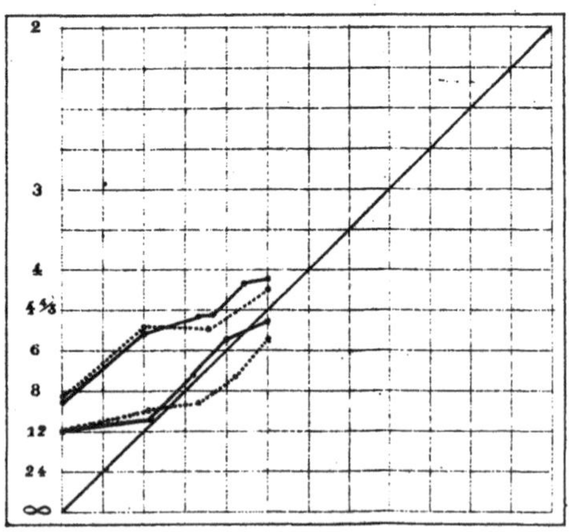

Observation du 22 Avril 1874

Fig. 3

O.G .... O.D. ______

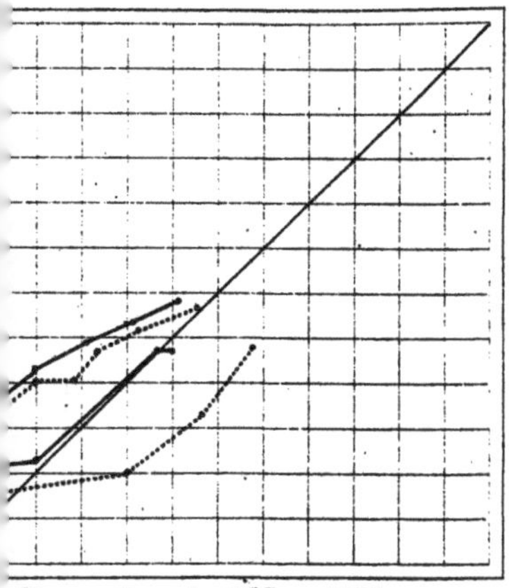

Observation du 11 Mars 1874

Fig. 7

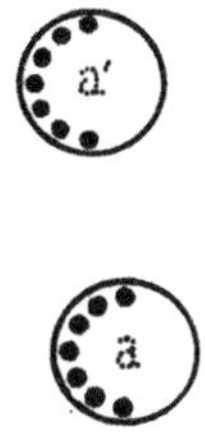

Fig. 8

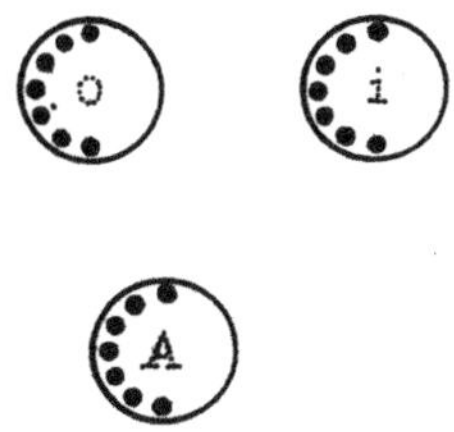

Fig. 9

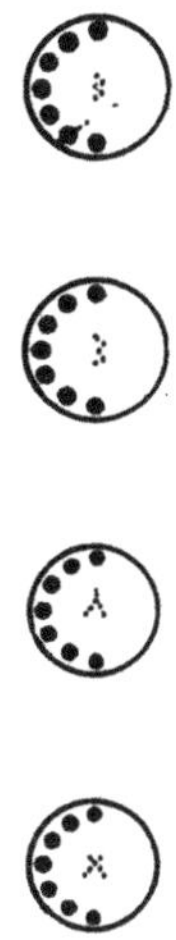

Fig. 6

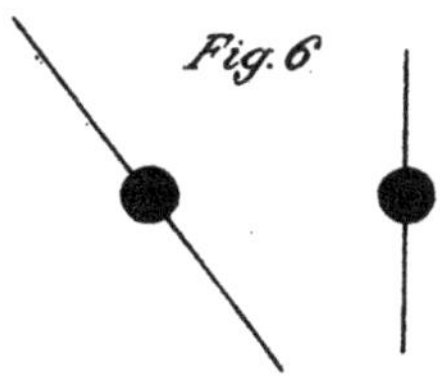

Fig. 5

O.G .... O.D. ______

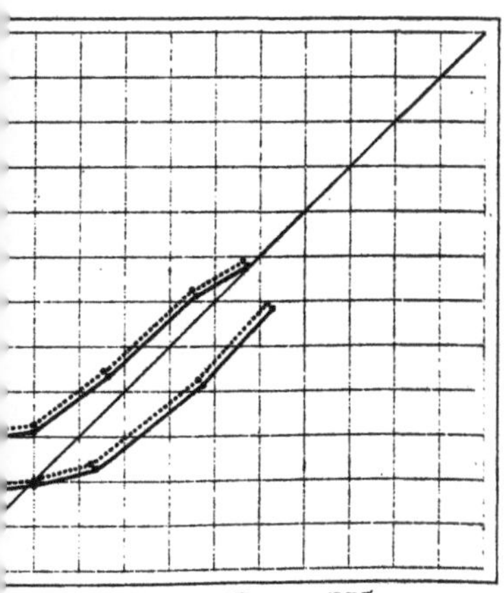

Observation du 11 Fevrier 1875

Fig. 10

OBJETS DE FIXATION À LA DISTANCE INVARIABLE DE 0,M92

______ œil de fixation. .... œil eliminé

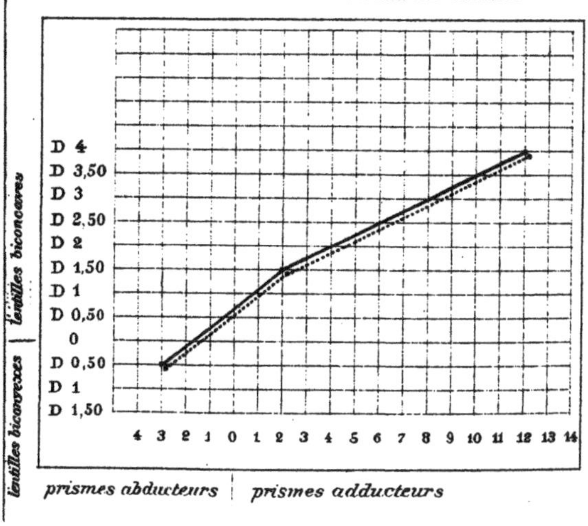

Bei Fragen zur Produktsicherheit wenden Sie sich bitte an:
If you have any questions regarding product safety,
please contact:

Walter de Gruyter GmbH
Genthiner Straße 13
10785 Berlin
productsafety@degruyterbrill.com